肝胆瘀血论

孙树旺　孙光源　著

全国百佳图书出版单位
中国中医药出版社
·北　京·

图书在版编目（CIP）数据

肝胆瘀血论 / 孙树旺，孙光源著 . —北京：中国中医药出版社，2022. 10

ISBN 978-7-5132-7707-5

Ⅰ. ①肝…　Ⅱ. ①孙…　②孙…　Ⅲ. ①肝病（中医）—血瘀—研究　②胆道疾病—血瘀—研究　Ⅳ. ①R256. 4

中国版本图书馆 CIP 数据核字（2022）第 125584 号

中国中医药出版社出版

北京经济技术开发区科创十三街 31 号院二区 8 号楼

邮政编码　100176

传真　010-64405721

保定市西城胶印有限公司印刷

各地新华书店经销

开本 880×1230　1/32　印张 5. 75　字数 112 千字

2022 年 10 月第 1 版　2022 年 10 月第 1 次印刷

书号　ISBN 978-7-5132-7707-5

定价　39. 00 元

网址　www. cptcm. com

服务热线　010-64405510

购书热线　010-89535836

维权打假　010-64405753

微信服务号　zgzyycbs

微商城网址　https：//kdt. im/LIdUGr

官方微博　http：//e. weibo. com/cptcm

天猫旗舰店网址　https：//zgzyycbs. tmall. com

孙树旺简介

孙树旺，1961年出生，主任中医师。

1981年毕业于张家口医学专科学校中医专业。

1981年9月到河北省康保县满德堂中心卫生院工作，1988年任院长。

1990年5月到河北省康保县二号卜乡卫生院工作，任院长。

1992年6月到康保县中医院工作，2000年任副院长，2010年任院长，2014年主动辞去所有行政职务，专心从事中医临床工作。

孙树旺一直从事中医临床工作，从未间断，对技术精益求精，对患者认真负责，全心全意服务于患者。为提高技术水平，他阅读了大量的中医典籍和近现代中医学家的著作，打下了坚实的中医理论基础，通过40余年的临床实践，积累了丰富的临床经验，对内、外、妇、儿各科临床常见病和多发病，都总结出自己独特的治疗方法。他从不以任何借口推诿或拒治患者，即使在任中医院院长期间，行政事务特别多的情况下也是如此。

在临床上首创肝胆瘀血辨证法，开辟了中医辨证施治新途径，丰富了中医辨证施治的内涵。肝胆瘀血辨证法简便易行，应用范围广泛，临床应用收到良好的治疗效果。

在皮肤病治疗方面，孙树旺也有较深的造诣，对渗出性皮肤病和疱疹性皮肤病的病机提出津液外溢、津液外渗学说，并提出了治疗原则和方法，打破了传统中医从湿论治渗出性皮肤病和疱疹性皮肤病的惯性思维。

孙树旺主持完成（第一完成人）“中医治疗奥狄氏括约肌功能障碍”“葛根舒颈汤治疗颈椎病”“肝胆瘀血辨证治疗胆囊切除术后综合征的临床研究”三项科研课题，均获河北省科技厅颁发的科技成果证书。其中“肝胆瘀血辨证治疗胆囊切除术后综合征的临床研究”获河北省中医药学会科学技术二等奖。

由于医德高尚，技术精湛，孙树旺受到社会各界和广大患者的好评，2007 年被评为张家口市劳动模范，受到张家口市委、市人民政府的表彰和奖励；2004 年、2012 年、2018 年均被评为张家口市中医名医；2013 年被河北省卫生厅党组授予“修医德、强医能、铸医魂”先进个人；2016 年被河北省名医学会授予首届“白求恩式的好医生”；2017 年被中华中医药学会授予全国“最美中医”荣誉称号。

内容简介

本书作者深耕基层40余年，首创肝胆瘀血辨证法，自拟一方，名为肝胆逐瘀汤，随着临床应用范围的扩大，发现此方还能用于治疗多种临床常见病和疑难杂病，均收到很好的疗效。肝胆瘀血辨证法开辟了中医辨证施治新途径，本书详细介绍了肝胆瘀血证的定义、诊断要点、药物组成、临床应用示例等，以供读者参考。最后，作者还将部分杂病论作为附章，介绍了其对风泻、白塞病、皮肤病的独特见解。

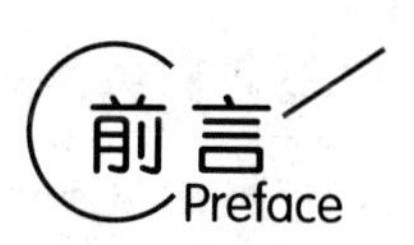

前言

20世纪80年代初，笔者在临床治疗胆囊炎时发现，胆囊炎患者除表现为腹胀、上腹或右上腹不适、持续性疼痛或右肩胛区疼痛、胃脘灼热、嗳气、嗳酸等症状外，右上腹及胆区的压痛也是其主要体征，其特点是疼痛拒按、痛处不移，符合中医瘀血证的临床表现。西医病理学也显示胆囊炎时可见胆壁及其周围组织充血水肿，这同样符合中医瘀血证的诊断。综合分析胆囊炎的临床表现和体征，属中医气滞血瘀证。

由于胆附于肝，生于肝上，胆汁受肝之余气而成，肝胆虽言为二物，实则一体。胆囊炎的压痛点又分布在肝胆区，故辨证为肝胆瘀血证。笔者在临床上自拟一方名为肝胆逐瘀汤，用于治疗急、慢性胆囊炎，收到很好的治疗效果。

同时，笔者在40余年的临床实践观察中发现，肝胆逐瘀汤在治疗胆囊炎的同时还能治愈多种临床常见病和疑难杂病。受此启发，笔者在临床上经常以肝胆瘀血证作为治疗某些疾病的辨证依据，并用肝胆逐瘀汤进行治疗，收到良好的疗效。在临床实践中，笔者不断扩大其治疗范围，总结出肝胆瘀血辨证法。

肝胆瘀血辨证法和肝胆逐瘀汤在临床上应用十分广泛，笔者通过大量的临床实践证明，肝胆逐瘀汤不仅可用于治疗肝胆瘀血证，对其他气滞血瘀型疾病的治疗也有很好的疗效。

本书介绍肝胆瘀血证的定义、诊断、病因病机、治疗，以及临床应用示例（医案），以期给读者参考与启发。

孙树旺

2022 年 7 月

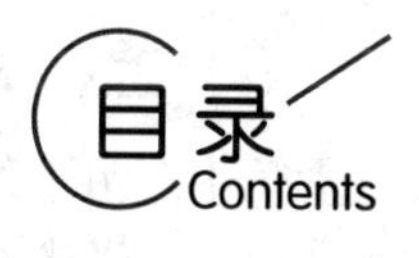
目录
Contents

第一章

肝胆瘀血证

第一节　定义及诊断要点

当患者有肝胆区压痛，其特点是疼痛拒按、痛处不移，临床表现为胸胁胀满，胸背胀痛（有时也可表现为刺痛），腹胀痛（多为上腹胀，也可为全腹胀或下腹胀痛），食欲不振，嗳气恶心，腰痛等，或者具有某些特殊症状，即可诊断为肝胆瘀血证。

肝胆瘀血证的主要诊断要点是肝胆区压痛。为便于病历记录和疗效统计，将肝胆区压痛点分别命名为第 1 压痛点：位于右侧肋缘下胆囊区；第 2 压痛点：位于剑突下；第 3 压痛点：位于左侧肋缘下，但相邻两区之间没有严格的界线。压痛点如图 1 所示。

肝胆瘀血证压痛点的检查方法：患者取仰卧位，让患者保持舒适、镇静、放松的状态，避免紧张。两腿屈起，使腹壁肌肉放松。医生右手掌面平放患者于腹部，使食指、中指、无名指放于患者肋缘下，在如图 1 所示的压痛点区依次进行按压。

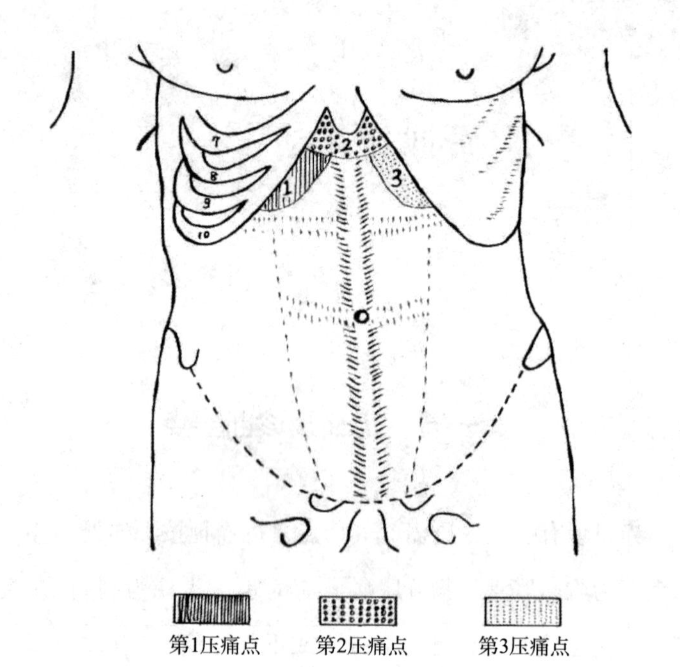

图 1　肝胆瘀血证压痛点

压痛点压痛分别用“1+”“1++”“1+++”“1++++”；“2+”“2++”“2+++”“2++++”；“3+”“3++”“3+++”“3++++”表示，前面的数字表示 1、2、3 三个压痛点，后边的“+”“++”“+++”“++++”号表示压痛的程度，“+”最轻，“++++”最重，这就是三点四级法。

检查中，以指腹轻压腹壁压痛点。患者压痛点轻触即痛，拒绝按压或伴有腹肌紧张、反跳痛等腹膜刺激征，则压痛程度为“++++”；有压痛则为“+++”；无压痛，再令患者深吸气，做胸式呼吸，同时医生手指加大按压力度，如果在深吸气过程中发生压痛，或因压痛停止吸气，则压痛程度为“++”；轻按腹壁无压痛，再稍用力加压并嘱患者深吸气，在深吸气末发生明显压痛为“+”。

用“三点四级法”记录肝胆瘀血证患者的压痛程度，有利于病情轻重的判断和临床疗效的判定。在检查肝胆瘀血证压痛点时，有的患者由于精神紧张可以引起腹肌紧张，医生在检查时应先按压患者肝胆区压痛点周围或腹部的其他区域，使患者腹部逐渐放松后再进行压痛点检查。有时还要在三个压痛点之间或与腹部的其他部位进行对比，以证明有无压痛或压痛的程度有何不同。如对比结果显示肝胆瘀血证压痛点较周围区域明显压痛则为“+”。

如某些患者压痛点稍较其他部位疼痛，但未达到“+”程度，在临床症状、体征不明显，无法确定辨证的情况下，也可以作为肝胆瘀血证的辨证依据和用药指征。

肝胆瘀血证患者的痛感50%以上发生在第1压痛点，其次为第2压痛点，少数患者在第3压痛点。

第二节 病因病机

胆附于肝，生于肝上，胆汁受肝之余气而成，肝胆虽言为二物，实则一体。

肝主要的生理功能是主疏泄和藏血，并与胆相表里，胆附于肝，内藏胆汁，胆汁来源于肝，受肝之余气而成，疏泄下行，注入肠中以助于消化饮食。肝主疏泄，有调畅气机和调节情志的作用。只有肝气疏泄功能正常，气机调畅，人体才能气血和平，心情舒畅，各脏腑功能正常。若肝失疏泄，气机不调，就可引起肝郁气滞。症见情志抑郁，胸闷太息，胸胁或乳房、腹背胀痛，痛经，月经不调，咽中如梗、吞之不下、吐之不出，或颈项瘿瘤，腹部癥瘕。除此之外，肝的疏泄功能还可以协助脾胃之气正常升降，而且与胆汁的分泌和排泄有关。因此，肝之疏泄正常实为保持人体消化功能正常的重要条件。如果肝失疏泄，可影响脾胃的消化和胆汁的分泌与排泄。临床上肝失疏泄的患者，除出现胸胁胀痛、急躁易怒等肝气抑郁的症状外，常兼见胃气不降的嗳气呕恶，脾气不升的腹胀腹泻等症状。正如《血证论》所说："木之性主于疏泄，食气入胃，全赖肝木之气以疏泄之，而水谷乃化，设肝不能疏泄水谷，渗泻中满之证，在所难免。"肝气亢奋，则见急躁易怒、失眠多梦、头胀痛、目眩头晕等症。

肝藏血，是指肝脏具有贮藏血液和调节血量的功能，故肝脏又有血海之称。《灵枢·本神》曰："肝藏血。"《素问·调经论》曰："夫心藏神、肺藏气、肝藏血、脾藏肉、肾藏志。"《素问·五脏生成》又曰："故人卧，血归于肝。"这说明肝脏具有藏血和调节全身血量、血流的功能。肝脏内贮藏着丰富的血液，并对全身的血流循环起着调节作用，肝脏中的血液与全身运行中的血液相比处于相对的静止状态，所以在肝脏受到各种致病因素的影响后最易发生血液循环障碍，引起肝胆瘀血。

肝又主疏泄。因血液运行有赖于气的推动，而疏泄功能正常，则气机条达舒畅，血亦因之而流通无阻。血的运行不但需要心、肺之气的推动和脾气的统摄，还需要肝疏泄的协助，才能保持气的调畅而使血行不致瘀滞。正如《血证论》所谓："肝属木，木气冲和条达，不致遏郁，则血脉得畅。"若肝的疏泄功能失常，肝郁气滞，气机不畅，则血也随之而瘀。肝胆瘀血后必定影响其疏泄功能，影响气机的正常运行，即血瘀则气滞。因此，肝胆瘀血和肝郁气滞是互为因果的，临床上肝胆瘀血的患者多见肝气郁滞的症状，肝气郁滞的患者则多能引起肝胆瘀血。

心主血。血液的正常运行有赖于心气的推动，也有赖于肝疏泄功能的条达，使血行通畅不致瘀滞。若心气不足无力推动血液的正常运行，则可引起肝瘀血。如心衰患者常可引起肝脏充血，出现肝胆瘀血证。若肝胆瘀血，疏泄功能失常，也可引起全身血液循环障碍，特别是当冠状动脉血液循环受到影响时，可出现心胸气滞血瘀的症状。

肝与肺的关系主要表现在气机的升降方面。肺居于上焦，为阳中之阴脏，其气肃降；肝位于下焦，为阴中之阳脏，其经脉由下而上，贯膈注于肺，其气升发，如此阴阳升降，以维持人体呼吸功能和气机的正常。若肝胆瘀血，肝气郁结，甚或气道上冲，影响肺的肃降，可出现胁痛胸满、喘咳气短、呼吸困难等呼吸系统症状，甚或肝郁化火，循经上行，出现肝火犯肺的症状。

肝藏血，主疏泄；脾统血，主运化而为气血生化之源。肝脾二脏在生理上有着密切关系。脾胃的升降运化，有赖于肝气的疏泄和胆汁的分泌排泄，肝胆的功能正常，疏达调畅，则脾胃升降适度，运化健全。若肝胆瘀血，疏泄失职，就会影响脾胃的升降运化、消化和吸收，从而形成“肝胃不和”或“肝脾不和”的证候。所以，《金匮要略·脏腑经络先后病脉证》说：“夫治未病者，见肝之病，知肝传脾，当先实脾。”临床上，肝胆瘀血证的患者常表现为胸胁痞满、食欲不振、食后腹胀、嗳气不舒、呕恶腹泻等，这就是肝胆瘀血后肝不疏泄，引起脾胃失和、升降失常所致。相反，脾胃功能失常也可影响肝胆的功能，如脾胃虚弱，运化失常，内生痰湿，或饮食失常、痰食内阻，可影响肝的藏血和疏泄，引起肝胆瘀血证。脾失健运，水湿内停，日久蕴而成热，湿热郁蒸，使肝胆疏泄不利，不仅可引起肝胆瘀血证，还可引起黄疸。

肝藏血、肾藏精，肝血有赖于肾精的滋养，肾精也需要不断得到肝血所化之精的补充。精与血互相资生，所以有“精血同源”“肝肾同源”之说。肝胆瘀血也可影响肾的功能，在临床上笔者观察到，肝胆瘀血证的患者常有肾虚表现，表现为精神不振、神疲乏力、腰部酸痛等，有时甚至以腰痛为主诉而就诊。

第三节　临床表现

肝胆瘀血证的临床表现十分复杂，因肝胆瘀血所影响脏腑器官功能的不同，而临床表现各异。最常见、最基本的临床表现为胸胁胀满，胸背胀痛（有时也可表现为刺痛），腹胀痛（多为上腹胀，也可为全腹胀或下腹胀痛），食欲不振，嗳气恶心，腰痛等。这些症状多为肝胆病本身引起的。

除此之外，临床中常发现一些特殊症状，如头痛、晕眩、呼吸困难、咳嗽；咽部异物感、唇炎、唇裂、结膜充血；黄褐斑、痤疮；嗳气、腹泻；乳房胀痛、腰痛等。有些患者往往缺乏基础症状，或基础症状轻微而被忽视，往往以一个特殊症状为主诉来就诊，而这一特殊症状用其他病因解释和治疗效果不佳，这时，临床医生就应详细询问患者有无肝胆瘀血证的症状，并进行肝胆瘀血证压痛点检查，若发现压痛点有压痛，就可诊断为肝胆瘀血证而进行治疗，通常会收到意想不到的治疗效果。

肝胆瘀血证可作为独立的证候存在，也可发生于各种急慢性疾病的病程中，如某些疾病的手术后恢复期；各种恶性肿瘤的放疗、化疗中或放化疗后等。肝胆瘀血可使原有的疾病加重，或使原有的疾病缠绵难愈，为原发病的治疗带来很大困难。临床上往往重视原发病而忽视肝胆瘀血证的存在，如果重视对肝胆瘀血证的治疗，会为原发病的治疗带来事半功倍的效果。

虽然古人有“百病多由痰作祟”和“怪病责之于痰”的说法，但笔者认为，在临床辨证不甚明确或疗效不佳时不妨责之于“肝胆瘀血”，检查有无肝胆瘀血证的存在，若按肝胆瘀血证进行治疗会收到很好的临床效果。

第四节 治　　疗

肝胆瘀血证的治疗，以疏肝理气、活血化瘀为主要原则，辅以补气、养血、利胆、消食、化痰、止痛。治疗方剂为自拟肝胆逐瘀汤。若加柴胡10g，厚朴10g，麦芽15g，茯苓15g，半夏10g，槟榔10g，则名为加味肝胆逐瘀汤。

一、组成

桃仁10g，红花10g，川芎10g；当归10g，三棱5g，莪术5g，郁金10g，延胡索15g，丹参10g，香附15g，青皮10g，陈皮10g，川楝子10g，枳壳10g，乌药10g，木香10g，牡丹皮10g，黄芪10g，白术10g，鸡内金10g，赤芍15g，白芍15g，金钱草30g。

二、用法

水煎服，煎药最好用砂锅、搪瓷锅或不锈钢锅，不能用铁锅或铝锅，先洗净锅内油污，将药放入锅内，用凉水浸泡6~24小时，水要没过药1厘米左右，开锅后慢火煎30分钟即得；第二煎可以用开水，开锅后慢火煎20~30分钟即得。两煎共煎得药液约500mL，将两煎所得的药液混合。

成人每日1剂，水煎两次，早晚两次分服。儿童、久病体虚或年老体弱者可根据不同的年龄和体质情况，将每剂煎得的药液分多次服用，每天服两次。对于 5 岁以下的小儿亦可每周服 1 剂，但每天只服两次。对于一些慢性病患者也可间断性长期服用数月或更长时间。

三、加减

痛甚者加五灵脂；痰湿甚加柴胡 10g，厚朴 10g，麦芽 15g，茯苓 15g，半夏 10g；腰痛者加仙茅、淫羊藿；头痛、眩晕者加大川芎剂量至 30g；闭经、黄褐斑、黑变病加三七，当归加至 15g；气虚明显者加黄芪至 30g，加白术至 15g。

胆结石患者加茵陈、柴胡；肝硬化腹水患者黄芪可用到 100g 或更大量，加鳖甲软坚散结，由于三棱、莪术有破气作用，恐伤正气，故去而不用；咳嗽加桔梗，风热咳嗽加金银花、黄芩；喘证加半夏、厚朴、茯苓；冠心病患者加丹参；心气虚、心律失常患者加太子参或红参、五味子；黄疸患者加茵陈、栀子、大黄清热利湿退黄；带状疱疹患者加金银花、黄芩、连翘以增强清热解毒之力；各种肿瘤（良性、恶性）、息肉（如声带息肉、胆囊息肉）患者加大三棱、莪术用量，增强行气化瘀散结作用，此方曾治愈声带息肉患者；睾丸鞘膜积液、睾丸炎、附睾炎患者加大乌药用量，再加橘核、荔枝核理气散结止痛；痤疮患者加金银花、黄芩清热泻火解毒，皂甬刺消肿排脓；唇炎患者加黄连以泻脾胃火热；其他疾病的加减用药可参阅临床应用示例章节。

四、治疗反应

个别患者初服此药时可发生腹泻，这是由于患者胃肠道气、食、痰、湿积滞所致。本方有去除积滞作用，腹泻也是一种去除积滞的表现方式。积滞去则胃肠功能恢复，泻自止，这种治疗反应不需药物治疗而自愈。腹泻一般发生在患者初服药的3日之内，一般不超过5日，在服药过程中随着病情的好转而泻自止，不必停药，也不需药物治疗。服药前原有腹泻的患者，只要诊断为肝胆瘀血证，也可服用此药，服药后随着病情的好转，腹泻可治愈。

多数患者服药3~5剂症状即有明显改善，甚至痊愈。此方融行气、补气、活血、补血、健脾、消食、清热利湿、止痛等药物于一体，组方严谨，行气活血而对气血无伤损，补气养血而不腻滞，可调理人体肝胆及全身气血功能，使病理状态下的脏腑气血功能恢复正常，消除病痛，提高身体免疫功能和生活质量。对于一些慢性病患者，可间断长期服用数月或更长时间也未见明显不良反应。

五、注意事项

未明确诊断的初诊患者，在确定压痛+++或以上时，应利用西医学检查手段进行详细检查以明确诊断，看有无急性胰腺炎，急性梗阻性化脓性胆管炎，胆囊结石，胆管结石嵌顿，急性消化道穿孔，肝、胆、胰腺恶性肿瘤等危、急、重症的存在，必要时应采取综合治疗，以防误诊、误治，造成不良后果。

第二章

肝胆逐瘀汤的药物详解

方中柴胡、香附、青皮、川楝子入肝经，疏肝理气，调畅气机；枳壳、木香、乌药调理中焦气机；陈皮行气化痰消痞；桃仁、红花、川芎、当归、郁金、延胡索活血化瘀止痛；三棱、莪术、郁金入肝经行气活血；当归、白芍养血柔肝；白芍缓急止痛，可解除胆道痉挛；赤芍、牡丹皮清热凉血，活血化瘀；鸡内金健脾消食；金钱草、郁金清热利胆，化石排石；黄芪、白术补气健脾，以防行气药物损伤人体正气。全方有疏肝理气、活血止痛、健脾消食化痰、清热利胆、消石排石之功。

此方之妙在于三棱、莪术等行气活血药与黄芪、白术之补气健脾药配伍，融行气、补气、活血、补血、健脾、消食、清热利湿、止痛等药物于一体。《医学衷中参西录》中说："三棱气味俱淡，微有辛意；莪术味微苦，气微香，亦微有辛意。性皆微温，为化瘀血之要药。以治男子痃癖，女子癥瘕，月闭不通，性非猛烈而建功甚速。其行气之力，又能治心腹疼痛，胁下胀疼，一切血凝气滞之证。若与参、术、芪诸药并用，大能开胃进食，调血和血。若细核二药之区别，化血之力三棱优于莪术，理气之力莪术优于三棱。”“药物恒有独具良能，不能从气味中窥测者，如三棱、莪术性近和平，而以治女子瘀血，虽坚如铁石亦能徐徐消除，而猛烈开破之品转不能建此奇功，此三棱、莪术独具之良能也。而耳食者流，恒以其能消坚开瘀，转疑为猛烈之品而不敢轻用，几何不埋没良药哉。”“三棱、莪术，若治陡然腹胁疼痛，由于气血凝滞者，可但用三棱、莪术，不必以补药佐之；若治瘀血积久过坚硬者，原非数剂所能愈，必以补药佐之，方能久服无弊。或用黄芪六钱，三棱、莪术各三钱，或减黄芪三钱，加野台参三钱，其补破之力皆可相敌，不但气血不受伤损，瘀血之化亦较速，盖人之气血壮旺，愈能驾驭药力以胜病也。”

本方组方严谨，行气活血而对气血无伤损，补气养血而不腻滞，可调理人体肝胆及全身气血功能，使病理状态下的脏腑气血功能恢复正常，消除病痛，提高身体免疫功能和生活质量。对于一些慢性病患者，可间断长期服用数月或更长时间。

笔者通过大量的临床实践证明，肝胆逐瘀汤不仅可用于治疗肝胆瘀血证，对其他气滞血瘀性疾病的治疗也有很好的疗效。

第一节 桃　仁

桃仁最早见于《神农本草经》，为蔷薇科植物桃或山桃的种子。

味苦、甘，性平。入心、肝、大肠经。功用：破血行瘀，润燥滑肠。主治经闭、癥瘕、热病蓄血、风痹、疟疾、跌打损伤、瘀血肿痛、血燥便秘。

《神农本草经》："主瘀血，血闭癥瘕，邪气，杀小虫。"

《本草纲目》："主血滞风痹，骨蒸，肝疟寒热，产后血病。"

成无己："肝者血之源，血聚则肝气燥，肝苦急，急食甘以缓之。桃仁之甘以缓肝散血，故张仲景抵当汤用之，以治伤寒八九日，内有蓄血，发热如狂，小腹满痛，少便自利者。又有当汗失汗，热毒深入，吐血及血结胸，烦躁谵语者，亦以此汤主之。与虻虫、水蛭、大黄同用。"

《药品化义》："桃仁，味苦能泻血热，体润能滋肠燥。若连皮研碎多用，走肝经，主破蓄血，逐月水，及遍身疼痛，四肢麻木，左半身不遂，左足痛甚者，以其疏肝活血行血，有去瘀生新之功，若去皮捣烂少用，入大肠，治血枯便闭，血燥便难，以其濡润凉血和血，有开结通滞之力。"

《本经逢原》："桃仁，为血瘀血闭之专用药。苦以泄滞血，甘以生新血。毕竟破血之功居多，观《本经》主治可知。仲景桃核承气汤，抵当汤，皆取破血之用。又治热入血室，瘀积癥瘕，经闭，疟母，心腹痛，大肠秘结，亦取散肝经之血结。"

第二节 牡丹皮

牡丹皮为毛茛科植物牡丹的根皮。

味辛、苦，性凉。入心、肝肾经。功用：清热，凉血，和血，消瘀。主治热入血分，发斑，惊痫，吐、衄、便血，骨蒸劳热，闭经，癥瘕，痈疡，仆损。

《神农本草经》："主寒热，中风、瘛疭，痉、惊痫邪气，除癥坚，瘀血留舍肠胃，安五脏，疗痈疮。"

《本草纲目》："和血、生血、凉血。治血中伏火，除烦热""牡丹皮，治手足少阴、厥阴四经血分伏火。盖伏火即阴火也，阴火即相火也，古方惟以此治相火，故仲景肾气丸用之。后人乃专用黄柏治相火，不知丹皮更盛也。赤花者利，白花者补，人亦罕悟，宜分别之。"

《本草经疏》："牡丹皮，其味苦而微辛，其气寒而无毒，辛以散积聚，苦寒除血热，入血分，凉血热之要药也。寒热者，阴虚血热之候也。中风瘛疭、痉、惊痫，皆阴虚内热，营血不足之故。热去则血凉，凉则新血生、阴气复，阴气复则火不炎而无因热生风之证矣，故悉主之。痈疮者，热壅血瘀而成也。凉血行血，故治痈疮。辛能散血，苦能泻热，故能除血分邪气，及癥坚瘀血留舍肠胃。脏属阴而藏精，喜清而恶热，热除则五脏自安矣。《别录》并主时气头痛客热，五劳、劳气，头腰痛者，泄热凉血之功也。"

《本草汇言》："牡丹皮，清心，养肾，和肝，利包络，并治四经血分伏火。血中气药也。善治女人经脉不通，及产后恶血不止。又治衄血吐血，崩漏淋血，跌仆瘀血，凡一切血气为病，统能治之。盖其气香，香可以调气而行血；其味苦，苦可以下气而止血；其性凉，凉可以和血而生血；其味又辛，辛可以推陈血而致新血也。"

第三节 赤 芍

赤芍为毛茛科植物芍药、川赤芍等的根。

味酸、苦，性凉。入肝、脾经。功用：行瘀，止痛，凉血，消肿。主治瘀滞闭经，疝瘕积聚，腹痛，胁痛，衄血，血痢，肠风下血，目赤，痈肿。

《神农本草经》："芍药，味苦，平。主邪气腹痛，除血痹，破坚积，寒热，疝瘕，止痛，利小便，益气。"

《名医别录》："通顺血脉，缓中，散恶血，逐贼血，去水气，利膀胱，大小肠，消痈肿，时行寒热，中恶腹痛，腰痛。"

《本草经疏》："木芍药色赤，赤者主破散，主通利，专入肝家血分，故主邪气腹痛。其主除血痹、破坚积者，血瘀则发寒热，行血则寒热自止，血痹疝瘕皆血凝滞而成，破凝滞之血，则痹和而疝瘕自消。凉肝故通顺血脉，肝主血，入肝行血，故散恶血，逐贼血。营气不和则逆于肉里，结为痈肿，行血凉血则痈肿自消。妇人经行属足厥阴肝经，入肝行血，故主经闭。肝开窍于目，目赤者肝热也，酸寒能凉肝，故治目赤。肠风下血者，湿热肠血也，血凉则肠风自止矣。”

《本经逢原》：“赤芍药，性专下气，故止痛不减当归。苏恭以为赤者利小便下气，白者止痛和血，端不出《本经》除血痹、破坚积、止痛、利小便之旨。其主寒热疝瘕者，善行血中之滞也，故有瘀血留著作痛者宜之，非若血者酸寒收敛也。其治血痹利小便之功，赤白皆得应用，要在配合之神，乃著奇绩耳。”

第四节 白　芍

白芍为毛莨科植物芍药的根。

味苦、酸，性凉。入肝、脾经。功用：养血柔肝，缓中止痛，敛阴收汗。主治胸腹胁肋疼痛，泻痢腹痛，自汗盗汗，阴虚发热，月经不调，崩漏带下。

《神农本草经》：“主邪气腹痛，除血痹，破坚积，寒热，疝瘕，止痛，利小便，益气。”

《名医别录》：“通顺血脉，缓中，散恶血，逐贼血，去水气，利膀胱，大小肠，消痈肿，时行寒热，中恶腹痛，腰痛。”

《本草纲目》：“白芍药益脾，能于土中泻木；赤芍药散邪，能行血中之滞。《日华子》赤补气，白治血，欠审矣。产后肝血已虚，不可更泻，故禁之。酸寒之药多矣，何独避芍药耶?”

《本草求真》:“血之盛者，必赖辛之为散，故川芎号为补肝之气。气之盛者，必赖酸为之收，故白芍号为敛肝之液，收肝之气，而令气不妄行也。至于书载功能益气除烦，敛汗安胎(同桂枝则敛风汗，同黄芪、人参则敛虚汗)、补痨退热，及治泻痢后重，痞胀胁痛，肺胀嗳逆，痈肿疝瘕，鼻衄目涩，溺闭，何一不由肝气之过盛，而致阴液之不敛乎？是以书言能补脾肺者，因其肝气既收，则木不克土，土安则金亦得所养，故脾肺自尔安和之意。”

《医学衷中参西录》:“芍药，味苦微酸，性凉多液（单煮之其汁甚浓)。善滋阴养血，退热除烦，能收敛上焦浮越之热下行自小便泻出，为阴虚有热小便不利之要药。为其味酸，故能入肝以生肝血；为其味苦，故能入胆而益胆汁；为其味酸而兼苦，且又性凉，又善泻肝胆之热，以除痢疾后重（痢后重者，皆因肝胆之火下迫)，疗目疾肿疼（肝开窍于目)。与当归、地黄同用，则生新血；与桃仁、红花同用，则善止吐衄；与甘草同用则调和气血，善治腹疼；与竹茹同用，则善止吐衄；与附子同用，则翕收元阳下归宅窟。惟力近和缓，必重用之始能建功。”“芍药原有白、赤二种，以白者为良，故方书多用白芍。至于化瘀血，赤者较优，故治疮疡者多用之，为其能化毒热之瘀血不使溃脓也。白芍出于南方，杭州产者最佳，其色白而微红，其皮则红色又微重。为其色红白相兼，故调和气血之力独优。赤芍出于北方关东三省，各山皆有，肉红皮赤，其质甚粗，若野草之根，故张隐庵、陈修园皆疑其花叶皆小，且花单瓣，其花或粉红或紫色，然无论何色，其根之色皆相同。”

第五节　乌　　药

乌药为樟科植物乌药的根。

味辛，性温，入脾、肺、肾、膀胱经。功用：顺气，开郁，散寒，止痛。主治气逆，胸腹胀痛，宿食不消，反胃吐食，寒疝，脚气，小便频数。

《本草拾遗》：“主中恶心腹痛，宿食不消，天行疫瘴，膀胱肾间冷气攻冲背膂，妇人血气，小儿腹中诸虫。”

《本草纲目》：“乌药，辛温香窜，能散诸气，故《惠民和剂局方》治七情郁结，上气喘急用四磨汤者，降中兼升，滞中带补也。”

《本草经疏》：“乌药，辛温散气，病属气虚者忌之。世人多以香附同用，治女人一切气病，不知气有虚有实，有寒有热，冷气、暴气用之固宜，气虚、气热用之，能无贻害耶。”

《药品化义》：“乌药。气雄性温，故快气宣通，疏散凝滞，甚于香附。外解表而理肌，内宽中而顺气。以之散寒气则客寒冷痛自除；驱邪气则天行疫瘴即却；开郁气，中恶腹痛，胸膈胀满，顿然可减；疏经气，中风四肢不遂，初产气血凝滞，渐次能通，皆藉其气雄之功也。”

《本草求真》：“乌药，功与木香、香附同为一类，但木香苦温，入脾爽滞，用于食积则宜；香附辛苦，入肝、胆二经，开郁散结，每于忧郁则妙；此则逆邪横胸，无处不达，故用以为胸腹逆邪要药耳。”

第六节 延胡索

延胡索，别名元胡，为罂粟科多年生草本植物延胡索的块茎。

味辛、苦，性温。入心、肝、脾、胃经。功用：活血，散瘀，理气，止痛。主治心腹腰膝诸痛，月经不调，癥瘕，崩中，产后血晕，恶露不尽，跌打损伤。

《开宝本草》：“主破血，产后诸病，因血所为者。妇人月经不调，腹中结块，崩中淋露，产后血运，暴血冲上，因损下血，或酒磨或煎服。”

《本草纲目》：“活血，利气，止痛，通小便”“延胡索，能行血中气滞，气中血滞，故专治一身上下诸痛，用之中的，妙不可言。”

《本草求真》：“延胡索（专入心肝），气味辛温，无毒。入足厥阴肝、手少阴心经。能行血中气滞，气中血滞，故凡月水不调（月水或先或后，多因气血凝滞），心腹卒痛，小腹胀痛，胎产不下，筋缩疝瘕，产后血冲血晕，跌仆损伤，不论是血是气，积而不散者，服此力能通达，诸症皆属气血凝滞，服此力能通达。以其性温，则于气血能行能畅。味辛，则于气血能润能散，所以理一身上下诸痛，往往独行功多。（方勺《泊宅编》云：一人病遍体作痛，殆不可忍，都下医或云中风、中湿、脚气，悉不效。周离亨言是气血凝滞所致，用延胡索、当归、桂心等分为末，温酒服三四钱，随量频进，以止为度，遂痛止。盖延胡索能活血化气，第一品药也。其后赵待制霆因导引而失节，肢体拘挛，亦用此数服而愈。）然此既无益气之情，复少养营之义，徒仗辛温攻凝逐滞，虚人当兼补药同用，否则徒损无益（气虚血热切忌）。根如半夏，肉黄小而坚者良，酒炒行血，醋炒止血，生用破血，炒用调血。"

第七节　川　　芎

川芎为伞形科多年生草本植物川芎的根茎。

味辛，性温。入肝、胆、心包经。功用：行气开郁，祛风燥湿，活血止痛。主治风冷头疼眩晕，胁痛腹痛，寒痹筋挛，经闭，难产，产后瘀阻块痛，痈疽疮疡。

《神农本草经》："主中风入脑头痛，寒痹，筋挛缓急，金创，妇人血闭无子。"

《名医别录》："除脑中冷动，面上游风去来，目泪出，多涕唾，忽忽如醉，诸寒冷气，心腹坚痛，中恶，卒急肿痛，胁风痛，温中内寒。"陶弘景："齿根出血者，含之多瘥。"

《本草汇言》："芎䓖，上行头目，下调经水，中开郁结，血中气药。尝为当归所使，非第治血有功，而治气亦神验也。凡散寒湿、去风气、明目疾、解头风、除胁痛、养胎前、益产后、又癥瘕结聚、血闭不行、痛痒疮疡、痈疽热寒、脚弱痿痹、肿痛却步，并能治之。味辛性阳，气善走窜而无阴凝黏滞之态，虽入血分，又能去一切风、调一切气。同苏叶，可以散风寒于表分，同芪、术，可以温中气而通行肝脾，同归、芍，可以生血脉而贯通营阴，若产科、眼科、疮肿科，此为要药。"

第八节 当 归

当归为伞形科多年生草本植物当归的根。

味甘、辛，性温。入心、肝、脾经。功用：补血和血，调经止痛，活血消肿，润肠通便。主治月经不调，经闭腹痛，癥瘕结聚，崩漏；血虚头痛，眩晕，痿痹；肠燥便难；痈疽疮疡，跌仆损伤。

《神农本草经》："主咳逆上气，温疟，寒热，洗洗在皮肤中，妇人漏下，绝子，诸恶疮疡，金疮，煮饮之。"

《名医别录》："温中止痛，除客血内塞，中风痉、汗不出，湿痹，中恶客气、虚冷，补五脏，生肌肉。"

《汤液本草》："当归，入手少阴，以其心主血也；入足太阴，以其脾裹血也；入足厥阴，以其肝藏血也。头能破血，身能养血，尾能行血，用者不分，不如不使。若全用，在参、芪皆能补血；在牵牛、大黄皆能破血，佐使定分，用者当知。从桂、附、茱萸则热；从大黄、芒硝则寒。惟酒蒸当归，又治头痛，以其诸头痛皆属木，故以血药主之。”

《本草正义》：“归身主守，补固有功，归尾主通，逐瘀自验，而归头秉上行之性，便血溺血，崩中淋带等之阴随阳陷者，升之固宜，若吐血衄血之气火升浮者，助以温升，岂不为虎傅翼？是止血二字之所当因症而施，固不可拘守其止之一字而误谓其无所不可也。且凡失血之症，气火冲激，扰动血络，而循行不守故道者，实居多数，当归之气味俱厚，行则有余，守则不足，亦不可过信归所当归一语，而有循名失实之咎。”

《医学衷中参西录》：“当归：味甘微辛，气香，液浓，性温。为生血、活血之主药，而又能宣通气分，使气血各有所归，故名为当归。其力能升（因其气厚而温）能降（因其味厚而辛），内润脏腑（因其液浓而甘），外达肌表（因其味辛而温）。能润肺金之燥，故《神农本草经》谓其主咳逆上气；能缓肝木之急，故《金匮》当归芍药散，治妇人腹中诸疼痛；能补益脾血，使人肌肤华泽；生新兼能化瘀，故能治周身麻痹、肢体疼痛、疮疡肿疼；活血兼能止血，故能治吐血、衄血（须用醋炒取其能降也），二便下血（须用酒炒取其能升也）；润大便兼能利小便，举凡血虚血枯、阴分亏损之证，皆宜用之。惟虚劳多汗、大便滑泻者，皆禁用。当归之性虽温，而血虚有热者，亦可用之，因其能生血即能滋阴，能滋阴即能退热也。其表散之力虽微，而颇善祛风，因风着人体恒致血痹，活血痹开，而风自去也。至于女子产后受风发搐，尤宜重用当归，因产后之发搐，半由于受风，半由于血虚（血虚不能荣筋），当归既能活血以祛风，又能生血以补虚，是以愚治此等证，恒重用当归一两，少加散风之品以佐之，即能随手奏效。”

第九节 丹　参

丹参为唇形科多年生草本植物丹参的根。

味苦，性微温。入心、肝经。功用：活血祛瘀，安神宁心，排脓止痛。主治心绞痛，月经不调，痛经，经闭，血崩带下，癥瘕，积聚，瘀血腹痛，骨节疼痛，惊悸不眠，恶疮中毒。

《神农本草经》：“主心腹邪气，肠鸣幽幽如走水，寒热积聚；破癥除瘕，止烦满，益气。”

《吴普本草》：“治心腹痛。”

《本草汇言》：“丹参，善治血分，去滞生新，调经顺脉之药也。主男妇血衄、淋溺、崩血之证，或冲任不和而胎动欠安，或产后失调而血室乖戾，或瘀血壅滞而百节攻痛，或经闭不通而小腹作痛，或肝脾郁结而寒热无时，或癥瘕积聚而胀闷痞塞，或疝气攻冲而止作无常，或脚膝痹痿而痛重难履，或心腹留气而肠鸣幽幽，或血脉外障而两目痛赤，故《明理论》

以丹参一物而有四物之功。补血生血，功过归、地，调血敛血，力堪芍药，逐瘀生新，性倍芎䓖，妇人诸病，不论胎前产后，皆可常用。”

《本草求真》：“丹参，书载能入心包络破瘀一语，已尽丹参功效矣。然有论其可以生新安胎，调经除烦，养神定志，及一切风痹、崩带、癥瘕、目赤、疝痛疮疥肿痛等症，总皆由其瘀去，以见病无不除，非真能以生新安胎，养神定志也。”

第十节 红　花

红花为一年生菊科草本植物红花的筒状花冠。

味辛，性温。入心、肝经。功用：活血通经，祛瘀止痛。主治经闭，癥瘕，难产，死胎，产后恶露不行，瘀血作痛，痈肿，跌仆损伤。

《本草经疏》：“红蓝花，乃行血之要药。其主产后血晕口噤者，缘恶血不下，逆上冲心，故神昏而晕及口噤，入心入肝，使恶血下行，则晕与口噤自止。腹内绞痛，由于恶血不尽，胎死腹中，非行血活血则不下；瘀行则血活，故能止绞痛，下死胎也”“红蓝花本行血之药也，血晕解，滞留行，即止，过用能使血行不止而毙。”

《本草求真》：“红花专入心包、肝，辛苦而温，色红入血，为通瘀活血要剂。盖血生于心包而藏于肝，属于冲任。一有外邪入侵，则血滞而不行。红花汁与血类，故凡血燥而见喉痹不通，痘疮不起，肌肤肿痛（因血热血瘀，作肿作痛），经闭便难（经闭本有血滞、血枯之分，但此止就血滞论），血晕口噤，子死腹中，治当用此通活（时珍曰：花红汁与之同类，故能行男子血脉，女子经水，多则行血，少则养血）。但用不宜多，少用则合当归能升，多用则血能行，过用则能使血下行不止而毙。胭脂系红花染出，可治小儿聤耳，并解痘疮毒肿。”

第十一节 枳 壳

枳壳为芸香科植物酸橙及栽培变种的接近成熟的果实，从中部横切成两半，去瓤，生用或麸炒用。味苦、辛，性凉。入肺、脾、胃、大肠经。功用：破气，行痰，消积，除痞。主治胸膈痰滞，胸痞，胁胀，食积，噫气，呕逆，下利后重，脱肛，子宫脱垂。

《药性论》：“治遍身风疹，肌中如麻豆恶痒，主肠风痔疾，心腹结气，两胁胀虚，关格拥塞。”

《日华子本草》：“健脾开胃，调五脏，下气，止呕逆，消痰。治反胃，霍乱泻痢，消食，破癥结痃癖，五膈气，除风明目及肺气水肿，利大小肠，皮肤痒。痔肿可炙熨。”

《开宝本草》：“主风痒麻痹，通利关节，劳气咳嗽，背膊闷倦，散留结、胸膈痰滞，逐水消胀满、大肠风，安胃，止风痛。”

《本草求真》："枳壳专入肺胃，兼入大肠，苦酸微寒，功专下气开胸，利肺开胃。凡人或因风寒食滞，热积食停气郁，而见咳嗽胸满，便闭痰癖，癥结呕逆，水肿胁痛，泻痢痔肿，肠风湿痹等症，治皆能除。至书有云枳壳益气明目，似属诳诞，但人脏腑，本贵清利，清利则气自益目自明。枳壳体大气散，较之枳实，功虽稍逊，而利气宽胸谓之益气，非其宜乎。但多用则能以损胸中至高之气，虽束胎、瘦胎，亦有进用枳壳之味。然必气实可投，若使气虚而用，则不免有虚虚之祸矣，陈者良。"

第十二节　香　　附

香附为莎草科多年生草本植物莎草的根茎。

味辛、微苦，性甘、平。入肝、三焦经。功用：理气解郁，调经止痛。主治肝胃不和，气郁不舒，胸腹胁肋胀痛，痰饮痞满，月经不调，崩漏带下。

《名医别录》："主除胸中热，充皮毛，久服利人，益气，长须眉。"

《新修本草》："大下气，除胸腹中热。"

《本草经疏》："莎草根，治妇人崩漏、带下、月经不调者，皆降气、调气、散结、理滞之所致也，盖血不自行，随气而行，气逆而郁，则血亦凝涩，气顺则血亦从之而和畅，此女人崩漏带下，月事不调之病所以咸须之耳。然须辅之以益气凉血之药，气虚者兼入补气药乃可奏功也。”

《本草求真》：“香附，专属开胃散气，与木香行气，貌同实异，木香气味苦劣，故通气甚捷，此则苦而不甚，故解郁居多，且性和于木香，故可加减出入，以为行气通剂，否则宜此而不宜彼耳。”

第十三节 郁 金

郁金为姜科植物姜黄、郁金或莪术的块根。

味辛、苦，性凉。入心、肝、肺经。功用：行气解郁，凉血破瘀，利胆退黄。主治胸腹胁肋诸痛，失心癫狂，热病神昏，吐血、衄血、尿血、血淋，妇女倒经，黄疸。

《本草经疏》：“郁金本入血分之气药，其治以上诸血证者，正谓血之上行，皆属于内热火炎，此药能降气，气降即是火降，而其性又入血分，故能降下火气，则血不妄行。”

《本草汇言》：“郁金，清气化痰，散瘀血之药也。其性轻扬，能散瘀滞，顺逆气，上达高颠，善行下焦，为心肺肝胃、气血火痰郁遏不行者最验，故治胸胃膈痛，两胁胀满，肚腹攻痛，饮食不思等证。又治经脉逆行，吐血衄血，唾血血腥。此药能降气，气降则火降，而谈瘀血，亦各循其所安之处而归原矣。前人未达此理，乃谓止血生肌，错谬甚矣。”

《本草求真》：“郁金，辛苦而平。诸书论断不一，有言此属纯阴，其所论治，皆属破气下血之说。有言性温不寒，其论所治，则有疗寒除冷之谓。究之，体轻气窜，其气先上行而微下达，凡有宿血凝积，及有恶血不堪之物，先于上处而行其气，若使其邪、其气、其痰、其血在于膈上而难消者，须审其宜温、宜凉，同于他味兼为调治之。如败血冲心，加以姜汁童便；去心疯癫，明矾为丸，朱砂为衣之类。若使恶血、恶痰、恶瘀、恶淋、恶痔在下部而难消者，俟其辛气既散，苦气下行，即为疏泄，而无郁滞难留之弊矣。此药虽说入心散瘀，因瘀去而金得泄，故命其名曰郁金。书云此药纯阴而寒者，因性主下而言也。各有论说不同，以致理难画一耳，因为辩论正之。出广川，圆如蝉肚，外黄内赤，色鲜微香带甘者真，世人多以姜黄伪充。”

第十四节　陈皮、青皮

陈皮为芸香科植物橘及其栽培变种的成熟干燥果皮，入药以陈久者为佳，故又称陈皮。本植物未成熟果实的干燥果皮或6~7月收集自落的幼果称青皮。

陈皮味辛、苦，性温。入脾、肺经。功用：理气，调中，燥湿，化痰。主治胸腹胀满，不思饮食，呕吐哕逆，咳嗽痰多。解鱼、蟹毒。

《神农本草经》：“主胸中瘕热，逆气，利水谷，久服去臭，下气。”

《名医别录》：“下气止呕咳，除膀胱留热，停水，五淋，利小便，主脾不能消谷，气冲胸中，吐逆霍乱，止泄，去寸白。”

《本草纲目》：“疗呕哕反胃嘈杂，时吐清水，痰痞，痃疟，大肠闭塞，妇人乳痈。入食料解鱼腥毒。”“橘皮，苦能泄能燥，辛能散，温能和。其治百病，总是取其理气燥湿之功，同补药则补，同泻药则泻，同升药则升，同降药则降。脾乃元气之母，肺乃摄气之籥，故橘皮为二经气分之药，但随所配而补泻升降也。洁古张氏云，陈皮、枳壳利其气而痰自下，盖此义也。同杏仁治大肠气秘，同桃仁治大肠血秘，皆取其通滞也，按方勺《泊宅编》云，橘皮宽膈降气，消痰饮极有殊功。他药贵新，惟此贵陈。”

《本草求真》：“橘皮，利气，虽有类于青皮，但此气味辛温，则入脾肺而宣壅，不知青皮专入肝疏泄，而无入脾燥湿，入肺理气之故也。……治火痰童便制，寒痰姜汁制，治下焦盐水制。”

青皮味苦、辛，性微温。入肝、胆经。功用：疏肝破气，散结消痰。主治胸胁胃脘疼痛，疝气，食积，乳肿，乳核，久疟癖块。

《本草纲目》：“治胸膈气逆，胁痛，小腹疝气，消乳肿，疏肝胆，泻肺气。”“青橘皮，其色青气烈，味苦而辛，治之以醋，所谓肝欲散，急食辛以散之，以酸泄之，以苦降之也。陈皮浮而升，入脾肺气分，青皮沉而降，入肝胆气分，一体二用，物理自然也。小儿消积，多用青皮，最能发汗，有汗者不可用，说出杨仁斋《直指方》，人罕知之。”

《珍珠囊药性赋》：“青皮主气滞，破积结，少阳经下药也。陈皮治高，青皮治低。”

李杲：“青皮，有滞气则破滞气，无滞气则损真气。又破滞消坚积，皆治在下者效。引药至厥阴之分，下食入太阴之仓。”

朱震亨：“青皮乃肝、胆二经气分药，故人多怒，有滞气，胁下有郁结或小腹疝痛，用之以疏通二经，行其气也。若二经虚者，当先补而后用之。又疏肝气加青皮，炒黑则入血分也。”

第十五节　川楝子

川楝子为楝科植物川楝树的成熟干燥果实。

味苦，性寒，有小毒。入肝、胃、小肠经。功用：除湿热，清肝火，行气止痛，杀虫。主治热厥心痛，胁痛，疝痛，虫积腹痛。

《本草纲目》：“治诸疝，虫，痔。”“楝实，导小肠膀胱之热，因引心包相火下行，故心腹痛及疝气为要药。”

《本草经疏》：“楝实，主温疾伤寒，大热烦狂者，邪在阳明也，苦寒能散阳明之邪热，则诸症自除。膀胱为州都之官，小肠为受盛之官，二经热结，则小便不利，此药味苦性寒，走二经而导热结，则水道利矣。”

《医学衷中参西录》："川楝子：大如栗者是川楝子，他处楝子小而味苦，去核名金铃子。味微酸，微苦，性凉。酸者入肝，苦者善降，能引肝胆之热下行自小便出，故治肝气横恣，胆火炽盛，致胁下掀痛。并治胃脘气郁作痛，木能疏土也。其性虽凉，治疝气者恒以之为向导药，因其下行之力能引诸药至患处也。至他处之苦楝子，因其味苦有小毒，除虫者恒用之。"

第十六节 木 香

木香为菊科植物云木香、越西木香、川木香的根。

味辛、苦，性温。入肺、肝、胃、脾、大肠、胆、三焦经。功用：行气止痛，温中和胃。主治中寒气滞，胸腹胀痛、呕吐、泄泻、下痢里急后重、寒疝。

《本草纲目》："木香，乃三焦气分之药，能升降诸气。诸气膹郁皆属于肺，故上焦气滞用之者，乃金郁则泄之也；中气不运，皆属于脾，故中焦气滞宜之者，脾胃喜芳香也；大肠气滞则厚重，膀胱气不化则癃淋，肝气郁则为痛，故下焦气滞者宜之，乃塞者通之也。"

《本草求真》："木香，下气宽中，为三焦气分要药。然三焦则又以中为要。故凡脾胃虚寒凝滞，而见吐泻停食；肝虚寒入，而见气郁气逆，服此辛香味苦，则能下气而宽中矣。中宽则上下皆通，是以号为三焦宣滞要剂。至书所云能升能降，能散能补，非云升类升柴，降同沉香，不过因其气郁不升，得此气克上达耳。况此苦多辛少，言降有余，言升不足，言散则可，言升不及，一不审顾，任书混投，非其事矣。”

第十七节　三　　棱

三棱为黑三棱科植物黑三棱的干燥块茎。

味苦、辛，性平。入肝、脾经。功用：破血，行气，消积，止痛。主治癥瘕积聚，气血凝滞，心腹疼痛，胁下胀痛，闭经，产后瘀血腹痛，跌打损伤，疮肿坚硬。

《日华子本草》：“治妇人血脉不调，心腹痛，落胎，消恶血，补劳，通月经，治气胀，消仆损瘀血，产后腹痛，血运并宿血不下。”

《本草纲目》：“三棱能破气散结，故能治诸病，其功可近于香附而力峻，故难久服。”

《医学衷中参西录》：“三棱，气味俱淡，亦微有辛意。性皆微温，为化瘀血之要药。以治男子痃癖，女子癥瘕，月闭不通，性非猛烈而建功甚速。其行气之力，又能治心腹疼痛，胁下胀疼，一切血凝气滞之证。若与参、术、芪诸药并用，大能开胃进食，调血和血。若细核二药之区别，化血之力三棱优于莪术，理气之力莪术优于三棱。”“药物恒有独具良能，不能从气味中窥测者，如三棱、莪术性近和平，而以治女子瘀血，虽坚如铁石亦能徐徐消除，而猛力开破之品转不能建此奇功，此三棱、莪术独具之良能也。而耳食者流，恒以其能消坚开瘀，转疑为猛烈之品而不敢轻用，几何不埋没良药哉。”“三棱、莪术，若治陡然腹胁疼痛，由于气血凝滞者，可但用三棱、莪术，不必以补药佐之；若治瘀血积久过坚硬者，原非数剂所能愈，必以补药佐之，方能久服无弊。或用黄芪六钱，三棱、莪术各三钱，或减黄芪三钱，加野台参三钱，其补破之力皆可相敌，不但气血不受伤损，瘀血之化亦较速，盖人之气血壮旺，愈能驾驭药力以胜病也。”

第十八节 莪 术

莪术为姜科植物莪术的根茎。

味苦、辛，性温。入肝、脾经。功用：行气破血，消积止痛。主治心腹胀痛，癥瘕，积聚，宿食不消，妇女血瘀经闭，跌打损伤作痛。

《药性论》：“治女子血气心痛，破痃癖冷气，以酒醋摩服。”

《本草纲目》：“郁金入心，专治心血之病；姜黄入脾，兼治血中之气；蓬莪蒁入肝，治气中之血，稍为不同。按王执中《资生经》云，执中久患心脾痛，服醒脾药反胀，用蓬莪蒁面裹炮熟研末，以水与酒醋煎服，立愈，盖此药能破气中之血也。”

《本草求真》：“莪术专入肝，辛、苦，气温，大破肝经气分之血。盖人气血安和，则气与血通，血与气附，一有所偏，非气盛而血碍，即血壅而气滞。三棱气味苦平，既于肝经血分逐气，莪术气味辛温，复于气分逐血。故凡气因血滞而见积痛不解，吐酸奔豚，痞癖癥瘕等症者，须当用此调治，俾气自血而顺，而不致闭结不解矣。但蓬术虽属磨积之味，若虚人服之最属可危，须得参、术补助为妙。”

第十九节　白　术

白术为菊科植物白术的根茎。

味苦、甘，性温。入脾、胃经。功用：补脾，益胃，燥湿，和中，固表止汗。主治脾胃气弱，不思饮食，倦怠少气，虚胀，泄泻，痰饮，水肿，黄疸，湿痹，小便不利，头晕，自汗，胎气不安。

《神农本草经》：“主风寒湿痹，死肌，痉，疸，止汗，除热消食。”

《名医别录》：“主大风在身面，风眩头痛，目泪出，消痰水，逐皮间风水结肿，除心下急满，及霍乱吐下不止，利腰脐间血，益津液，暖胃，消谷嗜食。”

《日华子本草》：“治一切风疾，五劳七伤，冷气腹胀，补腰膝，消痰，治水气，利小便，止反胃呕逆，及筋骨弱软，痃癖气块，妇人冷癥瘕，温疾，山岚瘴气，除烦长肌。”

《医学启源》：“除湿益燥，和中益气，温中，去脾胃中湿，除胃热，强脾胃，进饮食，和胃，生津液，主肌热，四肢困倦，目不欲开，怠惰嗜卧，不思饮食，止咳安胎。”

李杲：“去诸经中湿而理脾胃。”

王好古：“理中益脾，补肝风虚，主舌本强，食则呕，胃脘痛，身体重，心下急痛，心下水痞，冲脉为病，逆气里急，脐腹痛。”

《本草求真》：“白术缘何专补脾气？盖以脾苦湿，急食苦以燥之，脾欲缓，急食甘以缓之；白术味苦而甘，既能燥湿实脾，复能缓脾生津。且其性最温，服则能以健食消谷，为脾脏补气第一要药也。书言无汗能发，有汗能收，通溺止泄，消痰治肿，止热化癖，安胎止呕，功效甚多，总因脾湿则汗不止，脾健则汗易发，凡水湿诸邪，靡不因其脾健而自除，吐泻及胎不安，亦靡不因脾健而悉平矣。故同枳实则能治痞，同黄芩则能安胎，同泽泻则能利水，同干姜、桂心则能消饮去癖，同地黄为丸，则能以治血泻萎黄。同半夏、丁香、姜汁，则可以治小儿久泻，同牡蛎、石斛、麦麸，则可以治脾虚、盗汗。然血燥无湿，肾间动气筑筑，燥渴便闭者忌服。谓其燥肾闭气，则其气益筑。又寒湿过甚，水满中宫者亦忌，谓其水气未决，苦不胜水，甘徒滋壅，必待肾阳培补，水气渐消，肾气安位，术始可投，此又不得不变换于中也。盖补脾之药不一，白术专补脾阳，生则较熟性更鲜，补不腻滞，能治风寒湿痹，及散腰脐间血，并冲脉为病，逆气里急之功，非若山药止补脾脏之阴，甘草止缓脾中之气，而不散于上下，俾血可生，燥症全无。苍术气味过烈，散多于补，人参一味冲和，燥气悉化，补脾而更补肺，所当分别而异视者也。”

《医学衷中参西录》：“白术，性温而燥，气香不窜，味苦味甘微辛。善健脾胃，消痰水，止泄泻，治脾虚作胀，脾湿作渴，脾弱四肢运动无力，甚或作痛。与凉润药同用，又善补肺；与升散药同用又善调肝；与镇安药同用又善养心；与滋阴药同用又善补肾。为其具土德之全，为后天滋生之要药，故能于金、木、水、火四脏，皆能有所补益也。”

第二十节　黄　芪

黄芪为豆科植物黄芪或蒙古黄芪等的干燥根。

味甘，性微温，入肺、脾经。功用：生用益卫固表，利水消肿，托毒，生肌。主治自汗，盗汗，血痹，浮肿，痈疽不溃或溃久不敛。炙用补中益气。主治内伤劳倦，脾虚泄泻，脱肛，气虚血脱，崩带，以及一切气衰血虚之证。

《神农本草经》：“主痈疽，久败疮，排脓止痛，大风癞疾，五痔，鼠漏。补虚。小儿百病。”

《名医别录》：“主妇人子脏风邪气，逐五脏间恶血。补丈夫虚损，五劳羸瘦。止渴，腹痛，泄痢，益气，利阴气。”

《本草备要》：“生用固表，无汗能发，有汗能止，温分肉，实腠理，泻阴火，解肌热；炙用补中，益元气，温三焦，壮脾胃。生血，生肌，排脓内托，疮疡圣药。痘疹不起，阳虚无热者宜之。”

《本草汇言》：“黄芪，补肺健脾，实卫敛汗，驱风运毒之药也。故阳虚之人，自汗频来，乃表虚而腠理不密也，黄芪可以实卫敛汗；伤寒之证，行发表而邪汗不出，乃里虚而正气内乏也，黄芪可以济津以助汗；贼风之疴，偏中血脉，而手足不随者，黄芪可以荣筋骨；痈疡之脓血内溃，阳气虚而不愈者，黄芪可以生肌肉；又阴疮不能起发，阳气虚而不溃者，黄芪可以托脓毒。”

《汤液本草》：“黄芪，治气虚盗汗并自汗，即皮表之药，又治肤病，则表药可知。又治咯血，柔脾胃，是为中州药也。又治伤寒尺脉不至，又补肾脏之元气，为里药。是上中下内外三焦之药。”

《医学衷中参西录》：“黄芪，性温，味微甘。能补气，兼能升气，善治胸中大气下陷。《神农本草经》谓主大风者，以其与发表药同用，能祛外风，与养阴清热药同用更能息内风也。谓主痈疽、久败疮者，以其补益之力能生肌肉，其溃脓自排出也。表虚自汗者，可用之以固外表之虚。小便不利而肿胀者，可用之以利小便。妇女气虚下陷而崩带者，可用之以固崩带。为其补气之功最优，故推为补药之长，而名之曰芪也”“肝属木而应春令，其气温和而性喜条达，黄芪之性温而上升，以之补肝原有同气相求之妙用。愚自临证以来，凡遇肝气虚弱不能条达，用一切补肝之药皆无效，重用黄芪为主，而少佐以理气之品，服之复杯即见效验，彼谓肝虚无补法者，原非见道之言也”“黄芪之性，又善利小便。盖虚劳者多损肾，黄芪能大补肺气，以益肾水之上源，使气旺自能生水。”“黄芪入煎剂，生用即是熟用，不必先以蜜炙。若丸散剂中宜熟用者，蜜炙可也。若用治疮疡，虽作丸散，亦不宜炙用。王洪绪《外科证治全生集》曾详言之。至于生用发汗，熟用止汗之说，尤为荒唐。盖因气分虚陷而出汗者，服之转大汗汪洋。若气虚不能逐邪外出者，与发表药同服，亦能发汗。是知其止汗与发汗不在生、熟，亦视用之者何如耳。”

第二十一节 鸡内金

鸡内金为雉科动物家鸡的干燥砂囊内膜。

将鸡杀死后取出砂囊，剖开，趁热剥取内膜，洗净晒干入药用。

味甘，性平。入脾、胃经。功用：消积滞，健脾胃。主治食积胀满，呕吐反胃，泻痢，疳积，消渴，遗溺，喉痹乳蛾，牙疳口疮。

《本草经疏》：“肫是鸡之脾，乃消化水谷之所。其气通达大肠、膀胱二经。有热则泄痢遗溺，得微寒之气则热除，而泄痢遗溺自愈矣。烦因热而生，热去故烦自止也。今世又以之治诸疳疮多效。”

《医学衷中参西录》：“鸡内金，鸡之脾胃也。中有瓷、石、铜、铁皆能消化，其善化瘀积可知。《内经》谓诸湿肿满皆属于脾，盖脾中多回血管，原为通彻玲珑之体，是以居于中焦以升降气化，若有瘀积，气化不能升降，是以易致胀满。用鸡内金为脏器疗法，若再与白术等分并用，为消化瘀积之要药，更为健补脾胃之妙品，脾胃健壮，益能运化药力以消积也。不但能消脾胃之积，无论脏腑何处有积，鸡内金皆能消之，是以男子痃癖，女子癥瘕，久久服之皆能治愈。又凡虚劳之证，其经多瘀滞，加鸡内金于滋补药中，以化其经络之瘀滞而病始可愈。至以治室女月信一次未见者，尤为要药，盖以其能助归、芎以通经，又能助健补脾胃之药多进饮食以生血也。”“女子干血劳之证，最为难治之证也，是以愈者恒少。惟善用鸡内金者，则治之多能奏效。愚向为妇女治病，其廉于饮食者，恒白术与鸡内金并用。乃有两次遇有用此药者，一月间月信来三次，恍悟此过用鸡内金之弊也，盖鸡内金善化瘀血，即能催月信速于下行也。然月信通者服之，或至过通，而月信不通者服之，即不难不通。况《内经》谓‘中焦受气取汁，变化而赤，是为血’。血之来源，原在脾胃能多消饮食。鸡内金与白术并用，原能健脾胃以消食也。况脾为后天资生之本，居中央以灌溉四旁。此证多发劳嗽者，脾虚肺亦虚也，多兼灼热者，脾虚而肾亦虚也。再加山药、地黄、枸杞诸药以补肺滋肾，有鸡内金以运化之，自能变其浓厚之汁浆为精液，以灌溉于肺肾也。迨至服药日久，脏腑诸病皆愈，身体已渐复原，而月信仍不至者，不妨再加䗪虫、水蛭诸药。如嫌诸药之猛悍，若桃仁、红花亦可以替代。然又须多用补正之药品以驾驭之，始能有益而无害也。”

《中医方剂学》：“消结石：用于胆、肾及膀胱结石等症。”

第二十二节　金钱草

金钱草为报春花科植物过路黄的干燥全草。

味苦、辛，性凉，入肝、胆、肾、膀胱经。功用：清热利湿，利尿通淋，排石，解毒消肿，镇咳。主治黄疸，水肿，膀胱结石，疟疾，肺痈，咳嗽，疮癣，湿疹。

《本草求原》：“祛风湿，止骨痛。浸酒舒筋活络，止跌打损伤痛，取汁调酒更效。”

《中国植物图鉴》：“可作强壮剂。治慢性肺炎。”

《安徽药材》：“治膀胱结石。”

《中药方剂学》：“本品甘淡利尿，咸能软坚，微寒清热，故有利尿，利胆排石，去湿热，退黄疸和清热解毒之功，适用于砂淋、石淋、尿涩作痛以及黄疸诸症。现临床尤为治肝、胆、膀胱、输尿管结石的必用之品。”

《中药现代研究与应用》：“古文献中记载的金钱草为川金钱草，至少有二百多年历史，是目前金钱草的主流。广金钱草虽未见古本草中记载，亦为当前金钱草的主要类型，且疗效确实，已成为新的道地药材。”

第二十三节 柴 胡

柴胡为伞形科植物柴胡、狭叶柴胡的根，按形状不同分别习称“北柴胡”及“南柴胡”。

味苦，性凉。入肝、胆经。功用：和解表里，疏肝解郁，升举阳气。主治寒热往来，胸满胁痛，口苦耳聋，头痛目眩，疟疾，下利脱肛，月经不调，子宫下垂。

《神农本草经》：“主心腹肠胃中结气，饮食集聚。寒热邪气，推陈致新。”

《名医别录》：“除伤寒心下烦热，诸痰热结实，胸中邪逆，五脏间游气，大肠停积，水胀，及湿痹拘挛。亦可作浴汤。”

《本草纲目》：“治阳气下陷，平肝、胆、三焦、包络相火，及头痛、眩晕，目昏、赤痛障翳，耳聋鸣，诸疟，及肥气寒热，妇人热入血室，经水不调，小儿痘疹余热，五疳羸热。”“劳有五劳，病在五脏。若劳在肝、胆，心及包络有热，或少阳经寒热者，则柴胡乃手足厥阴、少阳必用之药；劳在脾胃有热，或阳气下陷，则柴胡乃引清气退热必用之药；惟劳在肾者不可用尔。然东垣李氏言诸有热者宜加之，无热则不加。又言诸经之疟，皆以柴胡为君；十二经疮疽，须用柴胡以散结聚。则是肺疟、肾疟、十二经之疮有热者皆可用之矣。但要用者精思病原加减佐使可也。”

《医学衷中参西录》："用柴胡以治少阳外感之邪，不必其寒热往来也。但知其人纯系外感，而有恶心欲吐之象，是即病在少阳，愈借少阳输转之机透膈上达也。治以小柴胡可随手奏效，此病机欲上者因而越之也。又有其人不见寒热往来，亦并不喜呕，惟频频多吐黏涎，是亦可断为少阳病，而与以小柴胡汤。盖少阳之去路为太阴湿土，因包脾之脂膜原与板油相近，而板油亦脂膜，又有同类相招之义，此少阳欲传太阴，而太阴湿土之气经少阳之火烁炼，遂凝为痰涎频频吐出，投以小柴胡汤，可断其入太阴之路，俾由少阳而解矣。又柴胡为疟疾之主药，而小心过甚者，为其人若或阴虚燥热，可以青蒿代之。不知疟邪伏于胁下，乃足少阳经之大都会，柴胡能入其中，升提疟邪透膈上出，而青蒿无斯力也。若遇阴虚者，或热入于血分者，不妨多用润燥清火之药佐之。是以愚治疟疾有重用生地、熟地治愈者，有用石膏、知母治愈者，其气分虚者，又有重用参、芪治愈者，然方中无不用柴胡也。"

第二十四节　厚　　朴

厚朴为木兰科（落叶乔木）植物厚朴或凹叶厚朴的树皮或根皮。

味苦、辛，性温。入脾、胃、大肠经。功用：温中，下气，燥湿，消痰。主治胸腹痞满胀痛，反胃，呕吐，宿食不消，痰饮喘咳，寒湿泻痢。

《神农本草经》："主中风伤寒，头痛，寒热惊悸，气血痹，死肌，去三虫。"

《汤液本草》："《本经》云厚朴治中风、伤寒头痛，温中益气，消痰下气，厚肠胃，去腹胀满。果泄气乎？果益气乎？若与大黄、枳实同用，则治伤寒头痛。与痢药同用，则厚肠胃。大底苦温，用苦则泄，用温则补。"

《医学衷中参西录》："厚朴，味苦辛，性温。治胃气上逆，恶心呕哕，胃气郁结胀满疼痛，为温中下气之要药。为其性温味又兼辛，气力不但下行，又能上行外达，故《神农本草经》谓其主中风伤寒头痛，《金匮》厚朴麻黄汤，用治咳而脉浮。与橘、夏并用，善除湿满；与姜、术并用，善开寒痰凝结；与硝、黄并用，善通大便燥结；与乌药并用，善治小便因寒白浊。味之辛者属金，又能入肺以治外感咳逆；且金能制木，又能入肝，平肝木之横恣以愈胁下掀痛；其色紫而含有油质，故兼入血分，甄权谓其破宿血，古方治月闭亦有单用之者。诸家多谓其误服能脱元气，独叶香岩谓多用则破气，少用则通阳，诚为确当之论。""愚治冲气上冲，并挟痰涎上逆之证，皆重用龙骨、牡蛎、半夏、赭石诸药以降之、镇之、敛之，而必少用厚朴以宣通之，则冲气痰涎下降，而中气仍然升降自若无滞碍。"

《本草求真》："大抵气辛则散，故于湿满则宜；味苦则降，故于实满则下；今天不解，误以书载厚朴温中益气，及厚肠胃数语，不论虚实辄投，讵知实则于气有益，虚则于气无损乎？实则肠胃可厚，虚则肠胃不薄乎？至云破血杀虫，亦是气行而血自通，味苦而虫则杀之意。”

第二十五节 麦 芽

麦芽为禾本科植物大麦的成熟果实经发芽干燥而成。

味甘，性微温。入脾、胃经。功用：消食，和中，下气，回乳消胀。主治食积不消，脘腹胀满，食欲不振，呕吐泄泻，乳胀不消，回乳。

《本草纲目》：“麦蘖、谷芽、粟蘖，皆能消导米面诸果食积。观造饧者用之，可以类推。但有积者能消化，无积而久服，则消人元气也，不可不知。若久服者，须同白术诸药兼用，则无害。”

《医学衷中参西录》：“大麦芽性平，味微酸，能入脾胃，消化一切饮食积聚，为补助脾胃药之辅佐品（补脾胃以参、术、芪为主，而以此辅之）。若与参、术、芪并用，能运化其补益之力，不至作胀满。为其性善消化，兼能通利二便，虽为脾胃之药，而实善舒肝气（舒肝宜生用，炒用之则无效）。夫肝主疏泄为肾行气，为其力能舒肝，善助肝木疏泄以行肾气，故又善于催生。至妇人之乳汁为血所化，因其善于消化，微兼破血之性，故又善回乳。入丸散剂可炒用，入汤剂皆可生用。”

第二十六节 半 夏

半夏为天南星科植物半夏的块茎。

味辛，性温，有毒。入脾、胃经。功用：燥湿化痰，降逆止呕，消痞散结。主治湿痰冷饮，呕吐，反胃，咳喘痰多，胸膈胀满，痰厥头痛，头晕不眠。外消痈肿。

《神农本草经》：“主伤寒寒热，心下坚，下气，咽喉肿痛，头眩胸胀，咳逆，肠鸣，止汗。”

《名医别录》：“消心腹胸膈痰热满结，咳嗽上气，心下急痛坚痞，时气呕逆；消痈肿，堕胎，疗痿黄，悦泽面目。生令人吐，熟令人下。”

《本草求真》：“半夏，专入脾胃胆，兼入心。书言辛温有毒，体滑性燥，能走能散，能燥能润，和胃健脾，补肝润肾数语，业已道其主治大要矣。第不详细注明，犹未有解。盖半夏味辛，辛则液化而便利，故云能润肾燥。脾苦湿，必得味辛气温以为之燥，半夏辛温，能于脾中涤痰除垢，痰去而脾自健，故云能以健脾也。胃为痰气壅塞，则胃不利之极，半夏既能温脾以除痰，又合生姜暖胃以除呕，若合柴芩以治少阳寒热往来，则胃更见和谐，故云能以和胃也。郁结能开，暴死，以末吹鼻能救。不眠，以半夏汤通其阴阳得卧。胸胀，合栝蒌等药名小陷胸汤以除。少阴咽痛生疮，语声不出，合鸡子苦酒名苦酒汤以服，亦何莫非半夏之妙用，而为开窍利湿之药。但阴虚火盛，热结胎滑痰涌等症，则非所宜，不可不慎。”

《医学衷中参西录》：“半夏，味辛，性温，有毒。凡味之辛之至者，皆禀秋金收降之性，故力能下达为降胃安神之主药。为其能降胃安冲，所以能止呕吐，能引肺中、胃中湿痰下行，纳气定喘。能治胃气厥逆、吐血、衄血。惟药房因其有毒，借用白矾水煮之，相制太过，毫无辛味，转多矾味，令人呕吐，即药房所鬻之清半夏中亦有矾，以之利湿痰犹可，若以止呕吐及吐血、衄血，殊为非宜。愚治此等症，必用微温之水淘洗数次，然后用之，然屡次淘之则力减，故须将分量加重也。”“愚因药房半夏制皆失宜，每于仲夏季秋之时，用生半夏数斤，浸以热汤，日换一次，至旬日，将半夏剖为两瓣，再入锅中，多添凉水煮一沸，速连汤取出，盛盆中，候水凉，净晒干备用。每月一两，煎汤两茶盅，调入净蜂蜜二两，叙叙咽之。无论呕吐如何之剧，未有不止者。盖古人用半夏，原汤泡七次即用，初未有用白矾制之者也。”

第二十七节 茯　苓

茯苓为多孔菌科真菌茯苓的干燥菌核。

味甘、淡，性平。入心、脾、肺经。功用：渗湿利水，健脾和胃，宁心安神。主治小便不利，水肿胀满，痰饮咳逆，呕哕，泄泻，遗精，淋浊，惊悸，健忘。

《神农本草经》：“主胸胁逆气，忧恚惊邪恐悸，心下结痛，寒热烦满，咳逆，口焦舌干，利小便。”

《名医别录》：“止消渴，好睡，大腹，淋沥，膈中痰水，水肿淋结。开胸腑，调脏气，伐肾邪，长阴，益气力，保神守中。”

《本草求真》：“茯苓专入脾胃，兼入肺肝，色白入肺，味甘入脾，味淡渗湿，下伐肝肾之邪，其气先升（清肺化源）后降（下降利水）。凡人病因水湿而见气逆烦满，心下结痛，呃逆呕吐，口苦舌干，水肿淋结，忧恚惊恐，及小便或涩或多者，服此皆能有效。故入四君，则佐参术以渗脾家之湿，入六味，则使泽泻以行肾邪之余，最为利水除湿要药。书曰健脾，即水去而脾自健之谓也。又曰定魄，即水去而魄自安之谓也。且水既去，则小便自开，安有癃闭之虑乎，水去则内湿已消，安有小便多见之谓乎，故水去则胸膈自宽，而结痛烦满不作，水去则津液自生，而口苦舌干悉去。惟水衰精滑，小便不禁，非由水湿致者切忌，恐其走表泄气故耳。”

《医学衷中参西录》：“茯苓，气味俱淡，性平。善理脾胃，因脾胃属土，土之味原淡，是以《内经》谓淡气归胃，而《慎柔五书》上述《内经之旨》，亦谓味淡能养脾阴。盖其性能化胃中痰饮为水液，引之输于脾而达于肺，复下循三焦水道以归膀胱，为渗湿利痰之主药。然其性纯良，泄中有补，虽为渗利之品，实能培土生金，有益于脾胃及肺。且以其得松根有余之气，伏藏地中不外透生苗，故又善敛心气之浮越以安魂定魄，兼能泻心下之水饮以除惊悸，又为心经要药。且其伏藏之性，又能敛抑外越之水气转而下注，不使作汗透出，兼为止汗之要药也。其抱根而生者为茯神，养心之力，较胜于茯苓。茯苓若入煎剂其切作块者，终日煎之不透，必须切薄片，或捣为末，方能煎透。”

第二十八节　槟　榔

槟榔为棕榈科植物槟榔的种子。

味苦、辛，性温。入脾、胃、大肠经。功用：杀虫，消积，下气，行水。主治虫积，食滞，脘腹胀痛，泻痢后重，疟疾，水肿，脚气，痰癖，癥结。

《名医别录》：“主消谷逐水，消痰癖，杀三虫，疗寸白。”

《药性论》：“宣利五脏六腑壅滞，破坚满气，下水肿。治心痛，风血积聚。”

《新修本草》：“主腹胀，生捣末服，利水谷。敷疮，生肌肉止痛。烧为灰，主口吻白疮。”

《本草纲目》：“治泻痢后重，心腹诸痛，大小便气秘，痰气喘急。疗诸疟，御瘴疠。”“按罗大经《鹤林玉露》云，岭南人以槟榔代茶御瘴，其功有四：一曰醒能使之醉，盖食之久，则熏然颊赤，若饮酒然，苏东坡所谓‘红潮登颊醉槟榔’也。二曰醉能使之醒，盖酒后嚼之，则宽气下痰，余酲顿解，朱晦庵所谓‘槟榔收得为祛痰’也。三曰饥能使之饱，四曰饱能使之饥。盖空腹食之，则充然气盛如饱，饱后食之，则饮食快然易消。”

第三章

临床应用示例

第一节 咳 嗽

医案

张某，女，35岁，干部，于2012年11月6日就诊。患者于2月前因受寒感冒后出现咳嗽、发热，体温38℃，痰白，流涕。在门诊静点阿奇霉素、利巴韦林注射液，口服喷托维林、复方甘草片等药物后发热流涕等感冒症状消失，唯有咳嗽微减而未除。此后又经多家个体诊所口服抗菌消炎、止咳药而未效。

刻诊：咽痒、咳嗽，以干咳为主，晨轻夜剧，咳时腹肌疼痛，影响睡眠，食可。肺部X线片正常。舌淡红，苔白稍厚，脉浮。肝胆瘀血证压痛点：1++。以加味肝胆瘀血汤为主方进行治疗。

处方：桃仁10g，红花10g，川芎10g，当归10g，三棱5g，莪术5g，郁金10g，延胡索15g，丹参15g，香附10g，青皮10g，陈皮10g，川楝子10g，枳壳10g，乌药10g，木香

10g，牡丹皮 10g，黄芪 10g，白术 10g，鸡内金 10g，赤芍 15g，白芍 15g，金钱草 30g，柴胡 10g，厚朴 10g，法半夏 10g，茯苓 15g，桔梗 10g。

3 剂咳大减，继服 5 剂而愈，肝胆瘀血证压痛点（-）。

按：外感咳嗽多起病急，病程短，为外邪从口鼻皮毛而入，由肺失肃降，肺气上逆而引起。故外感咳嗽一般以治肺治表为主。但临床上有部分患者感冒愈而咳嗽经久不愈，少则月余多则数月。这些患者虽经反复治疗无效或效不佳，若用肝胆瘀血证压痛法进行检查，很多患者肝胆瘀血证压痛点阳性，可诊断为肝胆瘀血证，用肝胆逐瘀汤或加味肝胆逐瘀汤治疗都可收到良好的治疗效果。这些患者大多平时就有肝胆瘀血证的存在，由外感而引发“内伤（肝胆瘀血）”，经治疗后，外感虽愈，而“内伤”未除，所以咳嗽经久不愈，待祛肝胆瘀血后，咳嗽也因之而愈。

咳嗽指肺失宣降、肺气上逆作声，咳吐痰液而言，为肺系疾病的主要症状之一。外感咳嗽为六淫外邪侵袭肺系；内伤咳嗽为脏腑功能失调，内邪干肺。不论邪从外入或自内而发，均可引起肺失宣肃，肺气上逆作咳。

笔者通过大量的临床实践，证实很多不明原因的慢性咳嗽、咳嗽变异型哮喘、感染后的慢性咳嗽、胃食管反流性咳嗽、血管紧张素转换酶抑制剂导致的咳嗽等均可有肝胆瘀血证的临床表现，特别是在临床证候不明，常规治疗疗效不好的情况下，用肝胆逐瘀汤进行治疗均能收到良好的治疗效果。

肝胆瘀血可以影响肺的功能，主要表现在气机的升降方面，肺居于上焦，为阳中之阴脏，其气肃降，肝位于下焦，为阴中之阳脏，其经脉由下而上，贯膈注于肺，其气升发，如此阴阳升降以维持人体呼吸功能和气机功能的正常。若肝胆瘀血，肝气郁结，甚或气逆上冲，影响肺的肃降，则会出现胁痛胸满、喘咳气短、呼吸困难等呼吸系统症状，甚或肝郁化火，循经上行，出现肝火犯肺的症状。肝胆瘀血证所引起的常见呼吸系统疾病有：咳嗽、哮喘、肺胀、肺痨等。临床上所见的各种咳嗽均可有肝胆瘀血证的参与或起主要作用。

临床上咳嗽病因繁多且涉及面广，特别是胸部 X 线检查无明显异常的慢性咳嗽患者，最易被临床医生，特别是基层医生所疏忽或误诊，很多患者长期被误诊为“慢性支气管炎”“支气管炎”“咽炎”等，大量使用抗生素等药物治疗，或因诊断不清而反复进行各种检查，不仅造成抗生素滥用，也增加了患者的痛苦和经济负担。随着社会环境的改变，工作节奏加快，生活压力变大，人体易出现肝气郁结，气滞血瘀，肝胆瘀血。《丁甘仁医案》谓：“肺体属金，譬若悬钟，鸣声在钟，撞钟在木。”秦伯未也说：“治肺止咳，佐以调肝。”可见治疗咳嗽时治肝的重要性。

第二节　支气管哮喘

医案

冯某，男性，56岁，农民，于2013年3月18日因咳嗽伴哮喘反复发作10余年，加剧1个月就诊。患者为个体小商贩，平素夫妻不和，一年四季在市场摆摊卖东西（近20年），饮食不规律，饥饱冷热无度，又因烟尘、尾气及当地高寒地区冷空气的长期刺激患慢性支气管炎、支气管哮喘已10余年，哮喘反复发作。为缓解病情，近2年到气候、环境较好的北京做生意。近1个月突然哮喘发作，以致不能平卧，每发作一次都有濒死感觉。在北京几家医院治疗疗效不明显。由于患者知道笔者平素擅用中药治疗哮喘等疑难杂证，故从北京回来求治。

刻诊：呼吸急促，胸闷脘胀，喉间痰鸣，咳呛阵作，痰白而黏，不易咳出，饮欲不振，舌暗红，苔黄厚腻，脉滑数。肝胆瘀血证压痛点：1++，体温36.8℃，两肺呼吸音粗，可听到哮鸣音。胸部X线报告：肺纹理增强（考虑慢性支气管炎）。此为热哮，证属肝胆瘀血，痰热壅肺。治以加味肝胆逐瘀汤加减。

处方：桃仁10g，红花10g，川芎10g，当归10g，三棱5g，莪术5g，郁金10g，延胡索15g，丹参15g，香附10g，青皮10g，陈皮10g，川楝子10g，枳壳10g，乌药10g，木香10g，牡丹皮10g，黄芪10g，白术10g，鸡内金10g，赤芍

15g，白芍 15g，金钱草 30g，法半夏 10g，厚朴 10g，茯苓 15g，槟榔 10g，黄芩 20g。每日 1 剂，水煎服，服药 5 剂，咳嗽胸闷、痰鸣均减轻，呼吸平稳，双肺偶闻及哮鸣音，舌苔厚腻稍减，肝胆瘀血证压痛点：1+。继服 20 剂，病告痊愈，咳嗽止，食欲佳，肝胆瘀血证压痛点检查阴性，舌淡红，苔薄白，脉平。随访 2 年未复发。

按：本例患者平素夫妻不和，饮食不节，再加环境因素，引起支气管哮喘和慢性支气管炎。其发病机制主要是肝气郁结、肝胆瘀血、肝胃不和、津液不化、痰湿内生、伏藏于肺，成为发病的潜在“夙根”，因各种外因如气候、饮食、情志、劳累等诱发。病理因素以痰瘀为主，发作期的病机为“伏痰”，遇气滞血瘀，痰随气升，气因痰阻，相互搏结，阻塞气道，肺气宣降失常，引动停积之痰，而致痰鸣如吼，气息喘促。《证治汇补·哮病》说：“哮即痰喘之久而常发者，因内有壅塞之气，外有非时之感，膈有胶固之痰，三者相合，闭拒气道，搏击有声，发为哮病。”笔者认为，膈下非独有痰，也有瘀血，痰阻气道影响肺之宣降，致肝之疏泄失常，再加情志因素，使肝气郁结，气滞血瘀，瘀血阻于肝胆（膈下），与痰互结，以致哮喘的发生。治疗上用加味肝胆逐瘀汤加黄芩，疏肝理气，活血化瘀，健脾利湿，化痰清热，诸药合用，共奏祛瘀降气、化痰平喘之效。从而缓解哮喘病的临床症状，并治愈患者的胃病，疗效显著。本方临床屡用，均获良效。

“哮”为喉中痰鸣有声，“喘”为气短不足以息。本病主要因痰饮伏肺而引发。外感风寒或风热、吸入花粉、烟尘等可致肺失宣肃而凝津成痰；饮食不当，脾失健运则聚湿生痰；每当气候突变、情志失调、过度劳累、食入海腥发物等而触引内伏之痰饮，痰随气升，气与痰结，壅塞气道，肺气上逆而发为哮喘。

笔者在临床中观察发现，肝胆瘀血证在哮喘患者中并不少见，肝胆与肺、脾胃、肾关系十分密切（肝胆瘀血证的病因病机中已述及）。临床应用加味肝胆逐瘀汤治疗支气管哮喘肝胆瘀血证能收到良好的治疗效果，可根据病情适当加入银柴胡、乌梅、防风、五味子（过敏煎）、桔梗等以增强其抗过敏和止咳平喘作用。

第三节　慢性肺源性心脏病

医案

李某，男性，71 岁，于 2008 年 12 月 6 日就诊。患者慢性支气管炎并肺气肿病史 20 余年，气喘、心悸 3 年，1 周前咳嗽、气喘加重不能平卧，动则喘息益甚，口唇发绀，全身水肿。住院给予抗感染、强心、利尿、吸氧治疗，病情未见明显好转而邀余会诊。

刻诊：体温 37.0℃，心率 110 次/分，呼吸 26 次/分，血压 14.67/9.33kPa（110/69mmHg），端坐呼吸，出现明显三凹征，双肺满布干、湿啰音。腹水征阳性，肝脏右肋缘下 3cm，剑突下 4.5cm。颜面、双下肢水肿，舌质紫暗，苔白厚，脉沉弱。心电图示窦性心动过速，肺性 P 波，重度顺钟向转位；X 线胸片示肺气肿，右心室增大。肝胆瘀血证压痛点：1+++、2+++。证属肝胆瘀血，气虚血瘀，水饮凌心，治以疏肝理气，活血化瘀，补气化痰利水。

处方：桃仁 10g，红花 10g，川芎 10g，当归 10g，三棱 5g，莪术 5g，郁金 10g，延胡索 15g，五灵脂 10g，香附 15g，青皮 10g，陈皮 10g，川楝子 10g，枳壳 10g，乌药 10g，木香 10g，牡丹皮 10g，黄芪 30g，白术 15g，鸡内金 10g，赤芍 15g，白芍 15g，金钱草 30g，红参 10g，麦冬 10g，五味子 9g。

方中重用黄芪、白术，加红参、麦冬、五味子以增强补气强心之力。同时继续西药抗感染，强心利尿治疗。5 天后心悸、气喘减轻，发绀改善，仍守上方治疗 10 天，水肿消退，体力恢复正常，停用西药，继服前方中药 10 剂以巩固疗效。随访 2 年心衰未发，病情稳定。

按：肺心病日久，肺气虚弱，气不行血而出现气虚血瘀，气滞血瘀，临床上同时并见肺失宣降与瘀血内阻，常有咳嗽、面青唇紫、肝大、水肿、舌暗、脉沉细等症。此症虽以肺心病合并右心衰竭表现最为突出，但在未发生心力衰竭时肝瘀血大多已存在。故在活血化瘀、疏肝理气的同时，加强补气强心药物的用量，如人参、麦冬、五味子（生脉散），以增强心肌收缩力，效果更佳。

肺心病属中医学“肺胀”“喘证”“心悸”“水肿”等范

畴，病属气阴两虚，瘀血阻滞，表现为胸中胀满，痰涎壅盛，上气咳喘，面色晦暗，唇舌发绀，颜面、四肢水肿，经久难愈，病程缠绵。《丹溪心法》曰：“肺胀而咳，或左或右，不得眠，此痰挟瘀血碍气而病，宜养血以流动乎气。”说明其病因主要为痰浊与瘀血互为影响。病机主要是肺病日久，累及于心，由于肺与心脉相通，肺气辅助心脏推动血液运行，而肺虚失职，不能推动血流的正常运行，故导致血脉瘀阻。肝藏血，为“血海”，是人体血液最丰富的器官，血不能正常运行而肝血最易瘀阻，如西医学所说的慢性肺源性心脏病、心力衰竭时的肝瘀血，亦可累及脾肾，以致痰血瘀结而为病。

西医学认为，肺心病患者由于长期缺氧及二氧化碳潴留，可致红细胞代偿性增高，红细胞比容积、血液黏稠度增高，加之长期反复使用利尿剂，不仅造成水、电解质紊乱，而且更加促使血液黏稠度增加。其血流动力学改变主要是静脉系统瘀血，循环瘀滞，血流缓慢，心搏出量减少，心衰不易纠正。肺心病右心衰竭时肝大和压痛出现较早，大多发生于皮下水肿之前。肝大剑突下较肋缘下明显，质地较软，具有充实饱满感，且有压痛，此压痛正是肝胆瘀血证压痛点 2 的位置。肝大可在短时间内随心力衰竭的好转或恶化减轻或增剧。右心衰竭突然加重时，肝脏急性瘀血，肝小叶中央细胞坏死，引起肝脏急剧增大，可伴有右上腹与剑突下剧痛和明显压痛、黄疸，同时血清谷丙转氨酶（ALT）常显著升高，一旦心力衰竭改善，肝大和黄疸消退，血清 ALT 也在 1~2 周内恢复正常。长期慢性右心衰竭引起心源性肝硬化时，肝脏触诊质地较硬，压痛可不明显，常伴黄疸、腹水及慢性肝功能损害。这些病理改变都与肝胆瘀血证病机吻合，所以按肝胆瘀血证进行辨证治疗，效果良好。

第四节　冠状动脉粥样硬化性心脏病

医案

杨某，男性，56 岁，2004 年 10 月 18 日初诊。患者因发作性心前区疼痛 2 年，在某医院门诊就诊，西医诊断为冠心病，心绞痛。经西医治疗月余，效果不满意，遂来我院就诊于中医。

刻诊：心前区闷痛，两胁胀痛，每次发病多与情志不舒有关。心前区闷痛每日发作 1～2 次。不思饮食，胃脘胀痛，呃逆，易怒，脉弦，舌暗红有瘀斑，苔白。肝胆瘀血证压痛点：1++。血压 120/80mmHg，心率 76 次/分，律齐。心电图显示冠状动脉供血不足，ST 段、Ⅱ、Ⅲ、aVF 压低，T 波低平。辨证：肝气郁结，气机不畅，肝胆瘀血，心血瘀阻，肝气犯胃，胃失和降。治法：疏肝理气，和胃降逆，活血化瘀止痛。

处方：桃仁 10g，红花 10g，川芎 10g，当归 10g，三棱 5g，莪术 5g，郁金 10g，延胡索 15g，丹参 15g，香附 10g，青皮 10g，陈皮 10g，川楝子 10g，枳壳 10g，乌药 10g，木香 10g，牡丹皮 10g，黄芪 30g，白术 15g，鸡内金 10g，赤芍

15g，白芍 15g，金钱草 30g，五灵脂 10g，柴胡 10g。

服上方 7 剂，诸症明显好转，纳食增多。心前区疼痛 6~7 天偶发 1 次，疼痛较以前减轻，原方再服 7 剂以巩固疗效。

按：笔者以为，肝为将军之官，藏血，主疏泄，是调畅气血的重要脏器。正如《血证论》所说：“以肝属木，木气充和条达，不致遏郁，则血脉通畅。”《薛氏医案·求病脏》也指出：“肝气通则心气和。”肝与心为母子关系，可以认为肝为起病之源，心为传病之所，若情志失调，则肝气郁结，疏泄失常，气悖胸中，血行不畅，心血瘀阻，遂致胸痹心痛。《素问·脏气法时论》曰：“心病者，胸中痛，胁支满，胁下痛，膺背肩胛间痛，两臂内痛……”所涉及的胸、胁、背、肩、臂等部位，也是肝胆经络循行之处。查其标本始末，知其病因病机。本方能疏肝理气，活血化瘀，气郁若得舒，则血液得以畅行，盖无瘀滞之患，心得肝之疏泄则血脉畅通，周流不息。方中柴胡、枳壳、青皮、香附入肝，行气解郁。柴胡主升，枳壳主降，如此上下斡旋，升降相因，使气机畅达，瘀散而血行；白芍、当归和血活血，柔肝通脉，流畅气血；川芎、丹参、郁金、桃仁、红花、延胡索、五灵脂活血化瘀，通络止痛；三棱、莪术、川楝子、乌药、木香行气活血止痛，川楝子入心，可治心暴痛，为心腹痛要药。本方对肝胆瘀血证之胸痹有很好的疗效。

本病属于中医学“胸痹”范畴。历代医籍对其均有记载，然多从心论治入手。胸痹的临床表现最早见于《黄帝内经》。

《灵枢·五邪》指出："邪在心，则病心痛。"《素问·脏气法时论》也说："心病者，胸中痛，胁支满，胁下痛，膺背肩胛间痛，两臂内痛……"《素问·缪刺论》又有"猝心痛""真心痛"之称。《素问·厥论》把心痛严重，并迅速造成死亡者，称为"真心痛"："真心痛，手足青至节，心痛甚，旦发夕死，夕发旦死。"汉代张仲景在《金匮要略》中正式提出"胸痹"的名称，并作为专篇论述。本病的发生与寒邪入侵、饮食失调、情志失节、年迈体虚等因素有关。忧思伤脾，或肥甘厚味损伤脾胃，脾失健运，津液不布，聚而为痰。郁怒伤肝，肝失疏泄，肝郁气滞，甚则气郁化火，灼津成痰。无论气滞或痰阻，均可使血行不畅，脉络不利，而致气血瘀滞，或痰瘀交阻，胸阳不运，心脉痹阻，不通则痛，而发胸痹。这些原因除引起心脉痹阻外，同样可引起肝胆瘀血，心脉痹阻与肝胆瘀血往往同时存在，为同因之病，所以治疗方法也基本相同。

胸痹的主要病机为心脉痹阻，病位在心，涉及肝、脾、肾等脏。其病理变化为本虚标实，虚实夹杂。本虚有气虚、血虚、阴虚、阳虚；标实有血瘀、寒凝、痰浊、气滞，且可相兼为病，如气滞血瘀、寒凝气滞、痰瘀交阻等。胸痹轻者多为胸阳不振，阴寒之邪上乘，阻滞气机，临床表现为胸中气塞、短气。重者则为痰瘀交阻，壅塞胸中，气机痹阻，临床表现不得卧、心痛彻背。同时病情亦有缓急之异，缓发者渐进而为，日积月累，始则偶感心胸不舒，继而心痹作痛，发作日频，甚则心胸后背牵引作痛；急发者，素无不适之感，或许久不发，因感寒、劳累、七情所伤等诱因而猝然心痛欲窒。

在治疗上应重在疏肝理气，调畅气机，活血化瘀，通阳宣痹。脏腑气血失调与肝脏关系尤为密切，肝藏血，主疏泄，喜条达，以气为用，司人体气机的传输畅达，与人体气血息息相关，心血的运行除靠心气的推动外还要靠肝的调节。因此，在治疗上应重在疏肝理气，调畅气机。肝胆逐瘀汤切中病机，疗效显著。

第五节　心律失常

医案

张某，男性，55 岁，2012 年 4 月 18 日以心慌、胸闷 2 年，加重 1 周来诊。2 年前开始患者常感觉心悸、胸闷、气短，情志不畅时加重。心电图示偶发室性早搏，ST-T 改变。平时口服复方丹参滴丸、麝香保心丸等，近日劳累后病情加重。

刻诊：患者心悸不安，失眠多梦，口苦咽干，痰多黏腻，舌质淡红，苔黄厚腻，脉虚数伴促，四五息一止。肝胆瘀血证压痛点：1++。血压 140/90mmHg，神志清楚，心界不大，心率 98 次/分，律不齐。心电图：①窦性心律；②频发室性早搏，部分呈二联律；③ST 段水平型压低 0.05~0.1mV，T 波低平。此乃痰热郁阻，心脉不通，心神失养所致。治以清热化痰，疏肝理气，活血化瘀。

处方：桃仁10g，红花10g，川芎10g，当归10g，三棱5g，莪术5g，郁金10g，延胡索15g，丹参15g，香附10g，青皮10g，陈皮10g，川楝子10g，枳壳10g，乌药10g，木香10g，牡丹皮10g，黄芪30g，白术15g，鸡内金10g，赤芍15g，白芍15g，金钱草30g，柴胡10g，厚朴10g，法半夏10g，茯苓15g，槟榔10g，黄连10g。

服药1周后患者自觉症状减轻，复查普通心电图，早搏消失，冠脉供血改善，ST段水平压低≤0.05mV，T波低平。黄腻苔渐退，脉虚，每分钟仍有1~2次停顿。肝胆瘀血证压痛点检查阴性。连续服药30剂后，患者诸症皆消失，复查心电图正常，随访1年未见复发。

按：笔者在临床工作中，常用加味肝胆瘀血汤治疗各类心律失常患者，只要辨证为肝胆瘀血证，都能收到满意的疗效，无论患者有无器质性心脏病均可用。曾治1例心房纤颤患者，由于其多次到北京大医院就诊，反复服用西药无效而来求服中药治疗。当时患者为快速性房颤，心率120次/分，并有心衰表现，肝胆瘀血证压痛点检查：1++。笔者本想中西药联合治疗尽快控制病情，但患者拒用西药，只要求服中药治疗。只能按患者要求开了5剂加味肝胆瘀血汤。二诊时患者欣喜述说："服药后病好了。"复查心电图，房颤仍存在，但心室率78次/分，患者症状改善，能正常工作生活，继服15剂以巩固疗效。此类患者大多久病体弱，治疗时要加大黄芪和白术的用量，必要时还可以加入太子参30g或红参10g以补益心气。

心律失常属中医学“心悸”范畴，中医学认为是心之阴阳气血之虚，或痰饮瘀血阻滞，致心神失养或心神受扰，出现心中悸动不安甚则不能自主的一种病症。心悸的发生多因体质虚弱、饮食劳倦、七情所伤、感受外邪及药食不当等，以致气血阴阳亏损，心神失养，心主不安，或痰、饮、火、瘀阻滞心脉，扰乱心神。其病机不外乎气血阴阳之虚，心失所养，或邪扰心神，心神不宁。其病位在心，而与肝、脾、肾、肺四脏密切相关。心悸的病名，首见于汉代张仲景的《金匮要略》和《伤寒论》，称为“心动悸”“下悸”及“惊悸”等，认为其主要病因有惊扰、水饮、虚劳及汗后受邪等，并记载了心悸时表现的结、代、促脉及其区别，提出了基本治则，并以炙甘草汤等治疗。元代朱丹溪认为，心悸的发病应责之于虚与痰，《丹溪心法·惊悸怔忡》曰：“惊悸者血虚，惊悸有时，从朱砂安神丸”“怔忡者血虚，怔忡无时，血少者多，有思虑便动属虚，时作时止者，痰因火动。”清代王清任重视瘀血内阻导致心悸怔忡，《医林改错》中记载用血府逐瘀汤治疗心悸每多获效。王清任在血府逐瘀汤所治之症目中说：“心跳心忙，用归脾安神等方不效，用此方百发百中。”病情以虚实夹杂，本虚标实为主。虚为心之阴阳气血不足，实邪则以痰浊、瘀血、火邪为主，其中痰浊在心悸发病中的作用尤其受到历代医家的重视。《证治汇补》认为：“心血一虚，神气失守，神去则舍空，舍空则郁而停痰，痰居心位，此惊悸之所以肇端也。”《医宗必读》也说：心悸“症状不齐，总不外于心伤而火动，火郁而生涎也。”因此，祛痰一法在心悸的治疗中占有重要地位。另外，心悸病位在心，病因关乎五脏六腑，与中焦脾胃的关系也很密切。《素问·平人气象论》曰：“胃之大络，名曰虚里，贯膈入肺，出于左乳下，其动应衣，脉宗气也。”若胃失和降，气机逆乱，可以直接影响心脉气血的正常运行而发为惊悸怔忡。

笔者以为，肝胆瘀血证与心律失常有着密切关系，两者可互为因果。肝胆瘀血，气滞血瘀可使胃失和降（如上述），心血瘀阻，引发心律失常，而心律失常后，血流动力学发生改变，推动血流无力，可引起血瘀气滞，引起肝胆瘀血。所以，在临床治疗上使用肝胆瘀血汤可以兼顾心、肝（胆）、脾胃的正常功能，收到良好的治疗效果。

第六节　胃脘痛

医案

王某，男性，38 岁，2008 年 9 月 14 日初诊。患者自述近 6 个月来胃脘胀闷刺痛，且胀闷走窜不定，刺痛部位不移，引及两胁、少腹，得嗳气、矢气则减，苔白厚，舌淡红，脉弦涩，肝胆瘀血证压痛点：1++。此乃气机瘀滞不通，瘀血内阻于肝胆。气机不通则胃脘胀闷不舒，而瘀血内阻则刺痛且痛处不移。嗳气、矢气后气机稍有疏通，则胀痛略减；脉弦涩为气滞血瘀之象。此当活血化瘀，行气止痛，以肝胆逐瘀汤加减治疗。

处方：桃仁 10g，红花 10g，川芎 10g，当归 10g，三棱 5g，莪术 5g，郁金 10g，延胡索 15g，丹参 15g，香附 10g，青皮 10g，陈皮 10g，川楝子 10g，枳壳 10g，乌药 10g，木香 10g，牡丹皮 10g，黄芪 10g，白术 10g，鸡内金 10g，赤芍 15g，白芍 15g，金钱草 30g，柴胡 10g，茯苓 15g。

服药 5 剂，上述症状体、征明显减轻，再服 10 剂痊愈，随访 1 年未复发。

按：治肝可以和胃，肝胃失调所致的胃痛十分常见，主要有以下情况：①疏泄太过，木旺克土，治疗以抑肝气、泻肝火为主，并重视酸甘之品以敛肝、缓肝的运用；②疏泄不及，木郁土壅，治疗宜用辛散之品，疏肝理气；③脾胃之虚，木虚土乘，通过健脾益气，宜养胃阴以培土，酌配酸敛以抑肝。而辛开苦降，泄肝安胃止痛，在肝胃失调型胃脘痛的治疗中有着广泛的应用。慢性胃脘痛多兼有瘀血，即“久病入络”“胃病久发，必有聚瘀”，治疗应重视活血祛瘀药的应用，常用药物如丹参、郁金、延胡索、莪术、桃仁、红花、赤芍等。同时根据不同证候配合其他治疗方药，如瘀热者配赤芍、牡丹皮等以凉血活血；气虚者，配用黄芪、白术等以益气健脾行血；阴虚者配白芍以柔肝养阴。久病防变，中年以上患者，胃脘痛经久不愈，痛无定时，消瘦无力，贫血，当防恶性病变，应及时中西医结合检查调治。

胃脘痛是以上腹部近心窝处发生疼痛为主症的病症，亦称

“胃痛”。胃痛是临床上常见的一个症状，多见于急慢性胃炎，胃、十二指肠溃疡，胃神经官能症等，也可见于胃黏膜脱垂、胃下垂、胰腺炎、胆囊炎、胆石症等。历代文献中所称“心痛”“心绞痛”多指胃痛而言。《素问·六元正纪大论》曰：“民病胃脘当心而痛。”《医学正传》说：“古方九种心痛……详其所由，皆在胃脘，而实不在于心。”至于心脏疾病所引起的心痛，《黄帝内经》说：“真心痛，手足青至节，心痛甚，旦发夕死，夕发旦死。”在临床上与胃痛是有区别的。《沈氏尊生书·胃痛》说：“胃痛，邪干胃脘痛也”“惟肝气相乘为尤甚，以木性暴，且正克也。”肝为刚脏，性喜条达，主疏泄。若忧思恼怒，则气郁而伤肝，肝木失于疏泄，横逆犯胃，致气机阻滞，因而发生疼痛。

肝与胃是木土乘克的关系，若忧思恼怒，气郁伤肝，肝气横逆，势必克脾犯胃，致气机阻滞，胃失和降而为痛，如肝郁日久，既可出现化火伤阴，又导致瘀血内结，病情至此，则胃痛加重，每每缠绵难愈。胃脘痛肝胆瘀血、肝气犯胃型临床较多见，多以疏肝理气、活血化瘀法治疗，疗效满意。清代高世栻《医学真传·心腹痛》指出要广义理解和运用“通”法：“夫通者不痛，理也，但通之之法，各有不同。调气以和血，调血以和气，通也；下逆者使之上行，中结者使之旁达，亦通也；虚者助之使通，寒者温之使通，无非通之之法也。若必以下泻为通，则妄矣！”此为后世辨治疼痛性疾病拓展了思路。清代叶天士倡导“初病在经，久病入络”的病机特点，治疗方面强调“通字须究气血阴阳”，提出辛香理气、辛柔和血、泻肝安胃、甘温补胃、滋阴养胃等治法。在临床上急慢性胃炎，胃、十二指肠溃疡，胃神经官能症，食道炎，胃黏膜脱垂，胃下垂，功能性消化不良等疾病在病程中的不同阶段都可能出现肝胆瘀血证的临床表现和体征，应用肝胆逐瘀汤治疗有很好的疗效。

第七节　慢性胰腺炎

医案

康某，女性，54岁，农民，2008年5月10日初诊。患者于两年前无明显诱因始发上腹疼痛，呈间断性发作，伴恶心呕吐，纳差，消瘦，曾按慢性胃炎治疗，无明显效果，后症状逐渐加重，呈持续胀痛，阵发性加剧，并向右腰背放射，在北京某三甲医院检查，确诊为慢性胰腺炎，给予对症治疗，症状无改善。查体：血压110/70mmHg，心率74次/分，神志清，精神差，形体消瘦，体重43kg，双肺呼吸音清，未闻及干湿啰音，心律齐，未闻及病理性杂音，腹平软，左中上腹压痛（+），并可扪及条索状包块，表面光滑。肝胆瘀血证压痛点：2++、3++。空腹血糖7.1mmol/L，舌质红，苔薄白，舌下静脉迂曲青紫，脉弦细，中医诊断：腹痛。证属肝胆瘀血，肝脾（胃）不调。治宜疏肝理气，健脾和胃，活血化瘀止痛，用肝胆逐瘀汤加减治疗。

处方：桃仁 10g，红花 10g，川芎 10g，当归 10g，三棱 5g，莪术 5g，郁金 10g，延胡索 15g，丹参 15g，香附 10g，青皮 10g，陈皮 10g，川楝子 10g，枳壳 10g，乌药 10g，木香 10g，牡丹皮 10g，黄芪 10g，白术 10g，鸡内金 10g，赤芍 15g，白芍 15g，金钱草 30g，柴胡 10g，厚朴 10g，法半夏 10g，茯苓 15g，槟榔 10g，麦芽 15g。

服药 5 剂，自觉腹痛减轻，药已对症，效不更方，继服治疗 2 个月，除空腹血糖 6.5mmol/L 外，其余诸症全部消失。食欲转佳，体重增加至 49kg，随访 2 年未复发。

按：中医学将慢性胰腺炎归属于“腹痛”“胁痛”等范畴。早在《素问·缪刺论》中就说“邪客于足少阳之络，令人胁痛不息”。《灵枢·五邪》曰：“邪在肝，则两胁中痛……恶血在内。”《金匮翼·胁痛统论·肝郁胁痛》曰：“肝郁胁痛者，悲哀恼怒，郁伤肝气。”故此病多因肝郁气滞，瘀血停积所致。疏肝理气、活血化瘀是此病的根本治疗大法，加味肝胆逐瘀汤用柴胡、香附、青皮、川楝子疏肝理气解郁；桃仁、红花、赤芍、川芎、牡丹皮、丹参、延胡索活血化瘀止痛；三棱、莪术、郁金行气活血止痛；乌药、枳壳、木香、厚朴行气导滞；白术、黄芪、茯苓补气健脾；鸡内金、麦芽、槟榔和胃消食；法半夏化痰止呕；金钱草清热利湿解毒。全方有疏肝理气、活血化瘀、健脾和胃、消食止痛之功，切中慢性胰腺炎病机，故临床疗效显著。

慢性胰腺炎是由不同因素造成胰腺组织和功能的持续性损

害，最终导致胰腺内、外功能永久性丧失的疾病。慢性胰腺炎的病因，我国与西方国家不同，西方国家以慢性酒精中毒为主，而我国则以胆道疾病为主。我国的慢性胰腺炎中，以胆道疾病为病因者占36%~65%，其中以胆囊、胆管结石为主，另外尚有胆囊炎、胆道不明原因狭窄，肝胰壶腹括约肌功能障碍，少见的尚有胆道蛔虫等。胆道疾病可诱发频发的胰腺炎，继而弥漫性纤维化，胰管狭窄、钙化，最后导致慢性胰腺炎。胆囊炎还可通过淋巴管炎而引起慢性胰腺炎。慢性胰腺炎临床表现轻重不一，轻度可无症状或有轻度消化不良，而中度以上的慢性胰腺炎可有腹痛、腹胀、黄疸等胰腺炎急性发作症状，胰腺内、外分泌功能不足的表现、腹水、感染等。肿大的胰腺假性囊肿压迫胃、十二指肠、胆总管或门静脉时，可引起上消化道梗阻、阻塞性黄疸或门静脉高压等。有时腹部体检可能扪及巨大的胰腺假性囊肿和肿大的胰脏。典型病例可出现五联征：上腹疼痛、胰腺钙化、胰腺假性囊肿、糖尿病和脂肪泻。临床上常以某一或某些症状为主要特征。腹痛占60%~100%，其中半数患者腹痛甚剧，部位常在上腹部，可放射至左、右季肋部，左侧肩部及后背。

本病在中医学中归属于“腹痛”“胁痛”“泄泻”“黄疸”等范畴。大部分患者属肝胆瘀血证，用肝胆逐瘀汤治疗不仅可治疗慢性胰腺炎，还可以治疗引起慢性胰腺炎的胆道疾病，所以肝胆逐瘀汤用于治疗慢性胰腺炎效果良好。

第八节　慢性腹泻

医案

苏某，女性，50岁，1998年9月5日初诊。患者间歇发作性黏液便或水样便4年，本次发作已7天，伴脘腹胀痛，食欲不振，纳差，舌淡红，苔白厚，脉沉。曾在某医院行纤维结肠镜检查示慢性结肠炎，服用柳氮磺吡啶等药物治疗，效不佳。肝胆瘀血证压痛点：1++。诊断为泄泻，证属肝胆瘀血证，方用肝胆逐瘀汤加减治疗。

处方：桃仁10g，红花10g，川芎10g，当归10g，三棱5g，莪术5g，郁金10g，延胡索15g，丹参15g，香附10g，青皮10g，陈皮10g，川楝子10g，枳壳10g，乌药10g，木香10g，牡丹皮10g，黄芪30g，白术15g，鸡内金10g，赤芍15g，白芍30g，金钱草30g，柴胡10g，苍术10g，茯苓15g，槟榔10g。

服药10剂，诸症悉除。继服10剂以巩固疗效，随访1年未复发。

按：通过笔者观察，慢性泄泻属于肝胆瘀证在临床上并不少见。若泄泻久治不愈，辨证时应注意瘀血征象的有无。如果确实有肝胆瘀血证的存在，应用肝胆逐瘀汤进行治疗，可收到良好的治疗效果。由于久泻脾胃必虚，方中黄芪和白术的用量要加大，黄芪用到30g，并加苍术，以增强补气健脾之功能；

加大白芍用量以加强柔肝缓急之力。

中医学认为，腹泻属于“泄泻”范畴，是以排便次数增多，粪便稀溏，甚至泻出水样为主症的病症，多由脾胃运化功能失职，湿邪内盛所致。泄者，泄漏之意，大便稀溏，时作时止，病势较缓；泻者倾泻之意，大便如水倾注而直下，病势较急。故前贤以大便溏薄势缓者为泄，大便清稀如水而直下者为泻。关于泄泻的病因病机、治法，历代医籍论述颇多，明代李中梓《医宗必读·泄泻》在总结前人治泻经验的基础上，对泄泻的治法做了进一步概括，提出了著名的治泻九法，即淡渗、提升、清凉、疏利、甘缓、酸收、燥脾、温肾、固涩，在治疗上有了较大的发展。《中医内科学》（普通高等教育“十二五”国家级规划教材，2012 年 7 月第三版）指出，泄泻病因虽然复杂，但其基本病机为脾胃受损，湿困脾土，肠道功能失司。泄泻的主要病变部位在脾胃与大小肠，病变主脏在脾，脾失健运是关键，同时与肝肾密切相关。脾主运化，喜燥恶湿；大小肠司泌浊、传导；肝主疏泄，调节脾运；肾主命门之火，能暖脾助运，腐熟水谷。若脾运失职，小肠无以分清泌浊，大肠无法转化，水反为湿，谷反为滞，混合而下，则发生泄泻。病理因素主要是湿，湿为阴邪，易困脾阳，脾受湿困，则运化不健，故《医宗必读》有“无湿不成泻”之说。但泄泻可夹寒、夹热、夹滞。脾虚湿盛是导致泄泻发生的关键所在，故其治疗原则为运脾化湿。

笔者在临床上十分重视瘀血和风邪在泄泻中的致病作用

（泄泻从风论治在本书中有专篇论述），1994 年，笔者无意用肝胆瘀血辨证法治愈 1 例久治不愈的慢性腹泻患者，在此以后的临床上只要遇到腹泻患者，首先检查有无肝胆瘀血证的存在，只要有肝胆瘀血证，即投以肝胆逐瘀汤进行治疗，每能收到速效、佳效，更证明了泄泻从瘀治疗的正确性。王清任在《医林改错·膈下逐瘀汤所治之症目》中说："久泻，泻肚日久，百方不效，是总提瘀血过多，亦用此方。"说明王清任在泄泻从瘀治疗上已有丰富的临床经验。

第九节 脂肪肝

医案

田某，女性，49 岁，干部，2008 年 9 月 10 日初诊。右上腹及中上腹胀痛，乏力 1 月余。

刻诊：一般状况尚可，心肺无异常，形体肥胖，肝脏右肋缘下一横指，中等硬度，无明显压痛。患者嗜食肥甘，舌质紫暗，苔白厚腻，脉弦。肝胆瘀血证压痛点：1++。化验检查：总胆固醇 7. 1mmol/L、甘油三酯 3. 4mmol/L；肝功能正常。B 超检查：脂肪肝。诊断：脂肪肝。证属肝郁气滞，肝胆瘀血，痰浊内阻。治宜疏肝理气，活血化瘀，健脾化痰。方用加味肝胆逐瘀汤。

处方：桃仁 10g，红花 10g，川芎 10g，当归 10g，三棱 5g，莪术 5g，郁金 10g，延胡索 15g，丹参 15g，香附 10g，青

皮 10g，陈皮 10g，川楝子 10g，枳壳 10g，乌药 10g，木香 10g，牡丹皮 10g，黄芪 10g，白术 10g，鸡内金 10g，赤芍 15g，白芍 15g，金钱草 30g，柴胡 10g，厚朴 10g，法半夏 10g，茯苓 15g，槟榔 10g。

每日 1 剂，水煎分 2 次服，并嘱其加强运动量，节制饮食。连续服用 2 个月后症状完全消失，血脂降至正常水平。B 超检查示肝脏未见异常。嘱其继续控制饮食，加强锻炼，随访 1 年无复发。

按：脂肪肝属中医学“积聚”“痞满”“胁痛”“痰浊”等范畴。病位在肝、胆、脾，但以肝为主。病机为肝气郁结，疏泄失常，肝气犯胃，气病及血，气滞血瘀而成脂肪肝。肝病及脾，脾失健运，水湿停聚，日久生痰，痰湿交阻，内郁肝胆，阻滞气血，亦致本病。病因主要是情志不畅，肝气不舒，脾胃损伤，气机阻滞，痰湿凝聚，或嗜食肥甘厚味，痰气凝结，血行不畅，气滞血瘀，痰湿、气血相搏结而为病。治疗重在疏肝解郁，活血化瘀，健脾化痰，可用加味肝胆逐瘀汤进行治疗。方中柴胡具有明显的降血脂作用，以降低甘油三酯为主，其作用与所含柴胡皂苷、亚油酸、烟酸、烟酰胺等成分有关；丹参含有丹参素，在体外细胞膜上具有抑制内源性胆固醇合成作用及抗脂蛋白的氧化作用，从而降低胆固醇，防止脂质沉积。临床观察表明，本方治疗脂肪肝疗效确切。

第十节 呃　逆

医案

张某，男性，72岁，2010年9月18日初诊。患者因脑梗死于2010年8月29日在某医院住院治疗，住院期间发生呃逆，经肌肉注射654-2、甲氧氯普胺及针刺治疗均无好转，于2010年9月17日出院，来我处寻求中医治疗。

刻诊：患者呃逆连声，声短而频，声音响亮，夜不能寐，烦躁不安，胁肋胀痛，神志清，双肺无异常，心界向左下扩大，心律齐，二尖瓣区可听到Ⅰ级收缩期杂音，左侧肢体偏瘫，左上肢肌力Ⅱ级，左下肢肌力Ⅲ级，舌质红，苔薄微黄，脉弦。肝胆瘀血证压痛点：1+。血压170/100mmHg。诊断：高血压、脑梗死、膈肌痉挛。证属肝气不疏，肝胆瘀血，肝阳上亢之中风，呃逆。治以疏肝理气，活血化瘀，平肝潜阳。用肝胆逐瘀汤加减治疗。

处方：桃仁10g，红花10g，川芎10g，当归10g，三棱5g，莪术5g，郁金10g，延胡索15g，丹参15g，香附10g，青皮10g，陈皮10g，川楝子10g，枳壳10g，乌药10g，木香10g，牡丹皮10g，黄芪10g，白术10g，鸡内金10g，赤芍15g，白芍15g，金钱草30g，柴胡10g，党参10g，法半夏10g，茯苓15g，黄芩15g，麦芽15g。

每日1剂，水煎分2次服。服药3剂，呃逆停止，诸症减轻。继服 20 剂以巩固疗效，共服药 25 剂后复诊，除呃逆痊愈外，中风症状也明显好转。随访 1 年呃逆未发，肢体功能也逐渐恢复。

按：呃逆是以气逆上冲，喉间呃逆连声，声短而频，令人不能自制为主的一种疾病，可以单独发生，也可并发于其他疾病。呃逆，宋以前多称哕，金、元、明初多称咳逆，明以后多称呃逆，又名吃逆，俗称打呃忒。《黄帝内经》无呃逆之名，其记载的"哕"即是本病，如《素问·宣明五气》曰："胃为气逆，为哕，为恐。"这说明当时已经认识到本病的病机为胃气上逆。其发病与寒气及胃、肺有关，如《灵枢·口问》说："谷入于胃，胃气上注于肺。今有故寒气与新谷气，俱还入于胃，新故相乱，真邪相攻，气并相逆，复出于胃，故为哕。"并认识到呃逆是病危的一种征兆，如"病深者，其声哕"。在治疗方面，《灵枢·杂病》提出了三种治疗方法："哕，以草刺鼻，嚏，嚏而已；无息而疾迎引之，立已；大惊之，亦可已。"这些简易治疗方法至今仍在应用中。汉代张仲景在《金匮要略·呕吐哕下利病脉证治》中将呃逆分为三类，并提出治疗方药。明代张景岳把呃逆病名确定下来，并澄清了一些容易相混的称谓，《景岳全书·呃逆》说："哕者，呃逆也，非咳逆也；咳逆者，咳嗽之甚者也，非呃逆也；干呕者，无物之吐，即呕也，非哕也，噫者，饱食之息，即嗳气也，非咳逆也。后人但以此为鉴，则异说之疑可尽释矣。"清代李用粹《证治汇补·呃逆》对本病提出了系统的治疗法则："治当降气化痰和胃为主，随其所感而用药。气逆者，疏导之；食停者，消化之；痰滞者，涌吐之；热郁者，清下之；血瘀者，破导之；若汗吐下后，服凉药过多者，当温补；阴火上冲者，当平补；虚而夹热者，当凉补。”至今仍有一定的指导意义。

呃逆的病因主要以饮食不节、情志失调为主，而重症患者则以正气亏虚为主。胃失和降，膈间气机不利，气逆动膈是呃逆的主要病机。上述病因引起胃失和降，气逆于上，循手太阴之脉上动于膈，膈间之气不利，气逆上冲咽喉，致喉间呃逆连声，不能自制。呃逆病位在膈，病变脏腑关键在胃，且常与肺、肝、肾、脾有关。胃居于下，其气以降为顺，胃与膈有经脉相连属；肺处于膈上，其主肃降，手太阴肺之经脉还循胃口，上膈，属肺。肺胃之气均以降为顺，两者生理上相互联系，病理上相互影响。肺之肃降影响胃气和降，且膈居肺胃之间，诸多病因影响肺胃时，使胃失和降，膈间气机不利，逆气上冲于喉间，致呃逆发作。情志失调，肝失疏泄，可引起肝胆瘀血；横逆犯胃，胃失和降，气逆动膈；或脾失健运，痰饮食浊内停，胃气被遏，气逆动膈，均可致呃逆。肺、脾、胃的正常功能均有赖于肝之疏泄功能的正常协调，所以肝气不疏，肝胆瘀血是呃逆的重要病因。应用肝胆逐瘀汤进行治疗，切中呃逆病机，所以临床治疗效果良好。方中用柴胡、香附、青皮、陈皮、川楝子、乌药、木香、枳壳疏肝理气，调畅气机；黄芩、白芍、赤芍、牡丹皮平肝潜阳；黄芪、白术、党参补气健脾养胃；茯苓、法半夏健脾消痰降逆；鸡内金、麦芽健胃消食；金钱草利胆清热，桃仁、红花、丹参、延胡索活血化瘀，三棱、莪术、郁金理气活血化瘀。全方有疏肝理气、活血化瘀、平肝潜阳、健脾养胃、化痰降逆之功效，临床用于治疗呃逆，疗效显著。笔者通过临床观察发现，呃逆初起，或病程较短，病情较轻者通过针刺等简易疗法很快能控制症状而痊愈。对于顽固性呃逆必须以中药为主综合治疗方能显效。西医学中的单纯性膈肌痉挛，以及其他疾病如胃肠神经官能症、胸腹腔肿瘤、肝硬化晚期、脑血管病、尿毒症及胸腹手术后等所引起的膈肌痉挛之呃逆，只要诊断为肝胆瘀血证，用肝胆逐瘀汤加减治疗，均能取得良好的疗效。

第十一节　酒精性肝病

医案

张某，男性，45岁，农民，2008年3月18日初诊。患者嗜酒，饮酒史20余年，每日饮酒500mL左右（38度），于5年前逐渐出现手颤、心悸，每次饮酒后手颤、心悸症状暂时消失。曾因上述症状住院治疗2次，诊断为酒精中毒、脑萎缩，均于症状稍有好转而出院。出院后仍嗜酒如前，酒量不减，各种酒精中毒症状也恢复如前并逐渐加重，还出现了乏力，食欲不振，胁痛，而来求中医治疗。

刻诊：嗜酒如命，日饮酒量达500mL（38度），手颤，心悸，口干，乏力，食欲不振，眠差多梦，记忆力减退，舌质红，苔黄腻，脉弦滑。肝胆瘀血证压痛点：1++。体温36.6℃，血压120/80mmHg，心率81次/分，呼吸20次/分；慢性病容貌。巩膜轻度黄染，皮肤无出血点，心肺未见明显异常。四肢肌力、肌张力正常；浅感觉正常、对称。双膝腱反射存在，对称，病理反射未引出。血、尿、粪常规及肾功能未见异常，肝功能：总胆红素60.8μmol/L、直接胆红素30.6μmol/L、谷丙转氨酶68U/L、谷丙转氨酶44U/L，各型病毒性肝炎均为阴性。心电图正常；B超：脂肪肝、胆囊炎。头颅CT：脑萎缩。诊断：酒精性脂肪肝，酒精性肝炎，慢性胆囊炎。证属脾胃虚弱，肝胆瘀血，湿热内阻，肝热生风，治以清利肝胆湿热，理气健脾，活血化瘀，化痰息风。方药：加味肝胆逐瘀汤加减。

处方：桃仁10g，红花10g，川芎10g，当归10g，三棱5g，莪术5g，郁金10g，延胡索15g，丹参15g，香附10g，青皮10g，陈皮10g，川楝子10g，枳壳10g，乌药10g，木香10g，牡丹皮10g，黄芪10g，白术10g，鸡内金10g，赤芍15g，白芍15g，金钱草30g，柴胡10g，厚朴10g，法半夏10g，茯苓15g，槟榔10g，葛根20g，茵陈30g，党参15g，麦芽15g。

7剂，每日1剂，水煎分2次服，戒酒。服7剂后心悸、乏力、纳差好转，余症同前。继服14剂，诸症悉减，纳食增，精神好，肝功能恢复正常，黄疸消退。原方继续服用2个月痊愈，完全戒酒。随访1年未见复发。

按：酒精性肝病是由于长期大量饮酒导致的中毒性肝损

害，包括酒精性脂肪肝、酒精性肝炎、酒精性肝纤维化及肝硬化。酒精性肝病是西方发达国家肝硬化的主要病因（占 80%～90%），也是青壮年死亡的主要原因。在我国，酒精性肝病有日趋增多的趋势，目前仅次于病毒性肝炎，居肝硬化病因的第二位。

酒精性脂肪肝、酒精性肝炎、酒精性肝纤维化、酒精性肝硬化是酒精性肝病发展不同阶段的主要病理改变。至少 80%重度酗酒者会发生脂肪肝，10%～35%出现酒精性肝炎，近10%发展为肝硬化。

防治酒精性肝病已成为医学研究的重要课题，西医学对于酒精性肝病的治疗包括戒酒、支持疗法、对抗与阻止乙醇代谢治疗，以及并发症和酒精依赖的治疗、肝移植等。除了戒酒和肝移植能明显改善症状或提高生存率外，其余疗法都存在着疗效低或不确定、不良反应大的缺点，有些药物还处于试验研究阶段，其确切疗效还有待于探讨。而中医药对酒精性肝病的治疗已引起医学界的广泛关注。

中医学虽无酒精性肝病的病名，但历代医家根据其临床特点及发病过程，将其归纳在“伤酒”“酒精中毒”“胁痛”“积聚”“酒癖”“酒疸”“酒臌”等病证之中。其病机可归纳为脾胃虚弱、痰湿内阻、水湿内停、气血不和、气滞血瘀等。笔者认为，其中酒伤肝脾，气滞血瘀，聚湿生痰为发病之关键，而素体禀赋不足，脾胃虚弱为发病之本。其病因饮酒过多，湿热内聚，湿浊困脾，导致“脾失健运，痰浊乃成”“随气升降，无处不到”，湿热之邪阻遏肝胆，疏泄不通，引起气滞血瘀，不通则痛，泛溢肌肤，发为黄疸。所以，疏肝利胆、活血化瘀、利湿和胃、理气化痰是治疗酒精性肝病的重要手段。临床观察表明，肝胆逐瘀汤对早期酒精性肝病（酒精性脂肪肝、酒精性肝炎）具有良好的治疗作用，可使病变逆转，恢复正常；对晚期酒精性肝病（酒精性肝纤维化、酒精性肝硬化）有控制病情，延缓病情进展，改善临床症状，提高生活质量的作用。

方中柴胡调畅肝气，疏肝解郁，白芍养血柔肝，两药合用疏柔相济，体用兼顾；赤芍、白芍、牡丹皮清热凉肝，息风活血；枳壳破气消积，化痰散痞，与柴胡相伍，柴胡透达少阳之邪以升清，枳壳攻破阳明之邪以降浊，一升一降，共同调节中焦脾胃之功能；黄芪、白术、茯苓、党参健脾补中，既益脾胃及一身正气之损，又除内生痰湿；丹参、当归、桃仁、红花活血化瘀；郁金、三棱、莪术活血化瘀，行气消积；陈皮、法半夏、茯苓燥湿化痰；木香、厚朴、乌药、香附、青皮行气导滞，麦芽、鸡内金、槟榔健脾消食；葛根解酒毒；茵陈、金钱草清利肝胆之湿热。全方合用，疏肝理气，活血化瘀，健脾消食，清热利湿，化痰息风，对酒精性脂肪肝和酒精性肝炎有显著疗效。现代药理研究表明，方中诸多药物可使变性、坏死的肝细胞得到改善，具有抑制肝纤维增生，并促进其降解的作用。柴胡可降低肝脏中甘油三酯含量，具有抑制纤维增生和促进纤维吸收的作用；白芍可明显降低谷丙转氨酶，使肝细胞变性坏死得到改善和恢复，并促进肝细胞的再生；白术、茯苓对肝损伤有明显的保护作用；丹参可纠正肝功能异常，通过抑制胶原酶活性，对胶原纤维有一定的降解作用，还能降低机体内氧自由基的产生，增强抗氧化防御能力，提高细胞膜的稳定性，减轻酒精所致的肝细胞变性和坏死，以及抑制甘油三酯含量的增高，有明显的防护酒精性肝损伤的作用。加味肝胆逐瘀汤对酒精性肝病的治疗作用是方中诸药协同作用的结果。

第十二节　呕　吐

医案

张某，女性，45岁，农民，2005年6月8日初诊。患者于1年前因生气引起呕吐，无其他症状，未经治疗而自止，后反复发作，短者3~4天、长者1个月即发作1次，近来发作较频，每次发作，始吐食物，继则吐苦水。胃镜、B超均未见明显异常，西医诊断为神经性呕吐。曾服用甲氧氯普胺、吗丁啉、香砂养胃丸等药物治疗效果不佳，而求治于中医。

刻诊：形体消瘦，精神萎靡，胸胁胀满，胃脘痞满，不思饮食，食后易吐，舌淡红，苔白厚，脉虚。肝胆瘀血证压痛点：1+。证属肝胆瘀血，脾胃虚弱之呕吐。治以疏肝理气，健脾和胃，消食化痰，降逆止呕。

处方：桃仁10g，红花10g，川芎10g，当归10g，三棱5g，莪术5g，郁金10g，延胡索15g，丹参15g，香附10g，青皮10g，陈皮10g，川楝子10g，枳壳10g，乌药10g，木香10g，牡丹皮10g，黄芪10g，白术10g，鸡内金10g，赤芍15g，白芍15g，金钱草30g，柴胡10g，厚朴10g，法半夏10g，茯苓15g，槟榔10g。

5剂，每日1剂，水煎分2次服。服药5剂呕吐止，胃脘舒，食量增。继服20剂，呕吐未再发而告愈。随访1年无复发。

按：呕吐是指胃失和降，气逆于上，饮食、痰涎从胃中上涌，自口而出的病症。古代文献多以有声无物为呕，有物无声为吐，有物有声为呕吐。临床呕吐多兼见，难以截然分开，故统称为“呕吐”。《黄帝内经》已对呕吐有较详细的论述，在病因方面认为外邪、火热、食滞及肝胆气逆犯胃等均可导致呕吐。《素问·举痛论》曰：“寒气客于肠胃，厥逆上出，故痛而呕也。”《素问·至真要大论》曰：“诸呕吐酸，暴注下迫，皆属于热”“诸逆上冲，皆属于火。”《素问·脉解》曰：“所谓食则呕者，物盛满而上溢，故呕也。”《灵枢·四时气》曰：“邪在胆，逆在胃，胆液泄则口苦，胃气逆则呕苦。”汉代张仲景在《金匮要略》中设有“呕吐哕”专篇，根据不同病因、症状而立法遣方，至今仍被临床广泛应用。他还认识到呕吐是人体排出胃中有害物质的保护性反应，提出不可止呕的治疗禁忌。如《金匮要略·呕吐哕下利病脉证治》说：“夫呕家有痈脓，不可治呕，脓尽自愈。”唐代孙思邈《备急千金要方·呕吐哕逆》推崇生姜的止呕作用，指出：“凡呕者，多食生姜，此是呕家圣药。”元代朱丹溪《丹溪心法·呕吐》中也指出：“大抵呕吐以半夏、橘皮、生姜为主。”明代张景岳将呕吐分为虚实两大类，《景岳全书·呕吐》曰：“呕吐一证，最当详辨虚实。实者有邪，去其邪则愈；虚者无邪，则全由胃气之虚也，补其虚则呕吐可止。”清代叶天士在《临证指南医案》中提出“泄肝安胃”为呕吐治疗纲领。

肝胆瘀血证所致之呕吐主要病机：胃失和降，胃气上逆。胃居中焦，主受纳和腐熟水谷，其气下行，以和降为顺。邪气犯胃气逆于上，则出现呕吐。呕吐的病变脏腑虽在胃，但与肝、脾二脏关系密切。胃为仓廪之官，主受纳水谷，以和降为顺，若肝气犯胃，则胃失和降，上逆而为呕吐。脾主运化，以升为健，与胃互为表里，若脾运素虚，或饮食所伤，或肝木克脾，则饮食难化，或聚湿生痰为饮，停蓄于胃，胃失和降而为呕吐。肝主疏泄、藏血，有调节脾胃升降的功能，若情志所伤，肝气郁结，肝胆瘀血，则横逆先犯脾胃，致脾失健运，胃失和降，胃气上逆而致呕吐。加味肝胆逐瘀汤有疏肝理气、活血化瘀、健脾和胃、消食化痰、降逆止呕之功。本例呕吐属神经性呕吐，临床上呕吐可单独出现，也可伴见于多种急慢性疾病中，如西医学中的急慢性胃炎、幽门梗阻、食源性呕吐、十二指肠壅积症、急慢性胰腺炎、急慢性胆囊炎、阑尾炎、尿毒症、颅脑疾病、代谢紊乱等多种疾病，当以呕吐为主要表现辨证属肝胆瘀血者，均可用加味肝胆逐瘀汤进行治疗。

第十三节 肝硬化

医案

高某，女性，53岁，农民，2006年8月6日初诊。查出慢性病毒性乙型肝炎4年，腹水1年，加重1个月。

刻诊：面色灰黄浮肿，两目黄染，腹胀，按之柔软，腹水征（+），左肋缘下可触及肿大的脾脏，未见青筋暴露，双下肢凹陷性水肿，纳少，大便溏黏，小便黄，舌质红，苔白腻，脉弦。肝胆瘀血证压痛点：3++。检查：总胆红素48.36μmol/L，谷丙转氨酶436.50U/L，总蛋白67g/L，白蛋白24g/L，球蛋白24g/L；乙肝病毒表面抗原、e抗原、乙肝病毒表面抗体均为阳性，血钾3.2mmol/L，肌酐122.45μmol/L，尿素氮7.11mmol/L；B超示肝硬化、脾肿大，大量腹水。诊断：慢性乙型肝炎，肝硬化失代偿期。证属肝郁脾虚，肝胆瘀血，湿热未清之鼓胀。治则：疏肝健脾，活血化瘀，清热利湿，行气消水除胀。

处方：桃仁10g，红花10g，川芎10g，当归10g，党参15g，郁金10g，延胡索15g，丹参15g，香附10g，青皮10g，陈皮10g，川楝子10g，枳壳10g，乌药10g，木香10g，牡丹皮10g，黄芪100g，白术15g，鸡内金10g，赤芍15g，白芍15g，柴胡10g，厚朴10g，法半夏10g，茯苓15g，槟榔10g，茵陈30g，金钱草30g，鳖甲15g。每日1剂，水煎分2次服，呋塞米 40mg，螺内酯 100mg，每日分 2 次服。

连续服药 15 剂后黄疸、腹水全部消退，纳食转佳，小便利。上方减茵陈为 15g、黄芪 50g 继服，服药 30 剂后复查：总蛋白 74g/L、白蛋白 43g/L、球蛋白 31g/L，乙肝病毒表面抗原、核心抗体、e 抗体阳性，肌酐 113.6μmol/L，尿素氮 6.3mmol/L，除面色灰暗外诸症均除，精神状态好，B 超示早期肝硬化改变，脾稍大。

按：肝硬化是一种常见的由不同病因引起的肝脏慢性、进行性、弥漫性病变，是在肝细胞广泛变性和坏死基础上产生肝脏纤维组织弥漫性增生，并形成再生结节和假小叶，导致正常肝小叶结构和血管解剖被破坏。病变逐渐进展，晚期出现肝功能衰竭、门静脉高压和多种并发症。它是严重和不可逆的肝脏疾病，我国城市 50~60 岁年龄男性组肝硬化年死亡率为 112/10 万。

肝硬化属中医学“痞块”“积聚”“癥瘕”“鼓胀”等范畴，由于病程日久，脏腑气血实质性损害所显示的功能障碍既明显而又难以矫治。在急性肝炎及肝硬化早期多为湿热困脾，脾困日久，运化失职，转输无权，正气亏耗，则脾气虚衰，正气不行，浊气不化，湿浊顽痰凝聚胶结。由于气虚血滞，以致瘀血滞留，着而不去，凝血与痰湿蕴结，阻滞血络则成痞块（肝脾肿大），故气虚血瘀为肝硬化之本，湿毒热邪稽留血分为肝硬化之标，而湿热未清，热伤血络、血热痰阻，湿热发黄又为常见的兼夹证。临床治疗上以补气活血、养血柔肝为基础，并根据其证型的重点滋补肝肾、养阴清热，或温补脾肾，若见余邪未清等兼证，则当佐以祛邪之品，加味肝胆逐瘀汤兼有上述多项作用，临床用于治疗肝硬化，疗效显著。

笔者认为肝硬化腹水是久病体虚，正不抗邪，水湿内停，正虚为本，邪实为标。因此，在治水时要补气以利水，气为血帅，气虚则血无以行，或血行不畅而瘀滞，气血不行则水湿难化。所以这类患者必须重用补气药，使气足而血行水化。本例初诊时黄芪用量达 100g，病情控制后用量也在 50g。患者因湿热未清而出现黄疸，初诊时于方中加入茵陈 30g，以增强全方的清热利湿退黄作用。当归、赤芍、白芍养血活血柔肝，党参、白术、茯苓健脾利湿，并加强黄芪的补气作用；丹参、桃仁、红花、牡丹皮活血化瘀；郁金行气化瘀，木香、香附、青皮、陈皮、川楝子、乌药、厚朴、槟榔行气消水；金钱草清热利湿退黄；鳖甲软坚散结。由于三棱、莪术有破气作用，恐伤正气去而不用。加用西药呋塞米和螺内酯以增强利水消肿作用。本方用于治疗肝硬化腹水效果良好，大部分患者的症状能在短期内得到控制和好转。

第十四节　黄　　疸

医案

周某，女性，79 岁，农民，2001 年 11 月 9 日初诊。主诉：食少乏力，皮肤及两目发黄 1 月余。1 个月前开始有食欲不振，厌油腻，疲乏无力，同时发现尿黄，眼目发黄，并逐渐加重，右胁时痛、腹胀、便溏、小便黄赤。由于患者年龄较大，经济困难，拒绝进一步检查，要求服中药治疗。舌质红，苔白厚，脉弦细。肝胆瘀血证压痛点：1++。诊断：黄疸。证属脾胃虚弱，肝郁血瘀，肝胆湿热。治则：疏肝理气，活血化瘀，健脾和胃，清热利湿。

处方：桃仁 10g，红花 10g，川芎 10g，当归 10g，三棱 5g，莪术 5g，郁金 10g，延胡索 15g，丹参 15g，香附 10g，青皮 10g，陈皮 10g，川楝子 10g，枳壳 10g，乌药 10g，木香 10g，牡丹皮 10g，黄芪 10g，白术 10g，鸡内金 10g，赤芍 15g，白芍 15g，金钱草 30g，柴胡 10g，麦芽 10g，厚朴 10g，法半夏 10g，茯苓 15g，槟榔 10g，栀子 10g，大黄 10g，茵陈 30g。每日 1 剂，水煎分 2 次服。

服药 10 剂，黄疸明显减轻。连续服用 30 剂，黄疸逐渐消退，精神转佳，食欲、二便正常。

按：黄疸的发生主要是因为湿热蕴于血分，肝又为血脏，与胆互为表里。所谓“瘀热发黄”“瘀血发黄”都说明黄疸是血分受病。黄疸既然是血脉受病，治黄必然要从治血入手，亦在祛湿的基础上加用活血化瘀的药物，我国著名肝病专家关幼波将黄疸治血总结为以下几点：①凉血活血；②养血活血；③温通血脉。治疗黄疸使用活血药他认为有如下优点：①可以加速黄疸的消退；②有利于肝脾肿大的回缩；③活血即可祛瘀，祛瘀即可生新。因此他概括为“治黄必治血，血行黄易却”“治黄需解毒，毒解黄易除”“治黄要治痰，痰化黄易散”（《关幼波临床经验选》）。加味肝胆逐瘀汤用牡丹皮、赤芍凉血活血；丹参、白芍、当归养血活血；桃仁、红花、延胡索、川芎、郁金、三棱、莪术理气活血化瘀。“气为血之帅”“气行则血行”“气滞则血瘀”，活血又需疏气，方中香附、柴胡、川楝子、乌药、枳壳、厚朴、青皮、陈皮、木香、槟榔疏理气机；黄芪、白术、茯苓、半夏补气健脾化痰；鸡内金、麦芽健脾消食；金钱草、茵陈、栀子、大黄清热利湿退黄。本方对各种病因引起的黄疸都有良好的治疗作用。

第十五节 头 痛

医案

刘某，女性，45岁，2005年11月8日初诊。患者头痛20余年，头痛、头闷，头有沉重感，曾经多次行CT检查头颅无异常，服西药止痛药可暂时缓解疼痛。头痛呈持续性，生气或劳累后加重，休息后疼痛减轻。追问其头痛伴随的其他症状，说偶有胃脘不适，食欲不振。舌淡红，苔白厚，脉虚。肝胆瘀血证压痛点：1++。证属肝胆瘀血型头痛，予加味肝胆逐瘀汤治疗。

处方：桃仁10g，红花10g，川芎30g，当归10g，三棱5g，莪术5g，郁金10g，延胡索15g，丹参15g，香附10g，青皮10g，陈皮10g，川楝子10g，枳壳10g，乌药10g，木香

10g，牡丹皮10g，黄芪10g，白术10g，鸡内金10g，赤芍15g，白芍15g，金钱草30g，柴胡10g，厚朴10g，麦芽10g，法半夏10g，茯苓15g，槟榔10g。5剂，每日1剂，水煎分2次服。

服药5剂痛止，继服10剂以巩固疗效，随访1年未复发。

按：头痛既可单独出现，亦可见于多种疾病的过程中。我国对头痛认识很早，在殷商甲骨文中就有“疾首”的记载。《黄帝内经》称本病为“脑风”“首风”，并认为其病因不外外感与内伤两端。《素问·奇病论》曰：“帝曰：人有病头痛以数岁不已，此安得之，名曰何病？岐伯曰：当有所大寒，内至骨髓，髓者以脑为主，脑逆故令头痛，齿亦痛，病名曰厥逆。”《素问·风论》曰：“风气循风府而上，则为脑风”“新沐中风，则为首风。”《黄帝内经》的这些论述，奠定了头痛证治的理论基础。汉代张仲景《伤寒论》中论及太阳、阳明、少阳、厥阴病头痛的症状，并制订出治疗这些头痛的不同方药，如“干呕，吐涎沫，头痛者，吴茱萸汤主之”。金元时期，李东垣将头痛分为外感头痛和内伤头痛，补充了太阴头痛和少阴头痛，并主张分经用药，为头痛的分经用药奠定了基础。金元时期，朱丹溪强调痰与火在头痛发病中的作用，《丹溪心法·头痛》说：“头痛多主于痰，痛甚者火多，有可吐者，可下者。”书中并提出头痛“如不愈各加引经药，太阳川芎，阳明白芷，少阳柴胡，太阴苍术，少阴细辛，厥阴吴茱萸”。至今对临床仍有指导意义。部分医著中还记载有“头风”一名，明代王肯堂《证治准绳·杂病》说：“医书多分头痛、头风为二门，然一病也，但有新久去留之分耳。浅而近者名头痛，其病猝然而至，易于解散速安也；深而远者为头风，其病作止不常，愈后遇触复发也。皆当验其邪所从来而治之。”清代医家王清任提出瘀血头痛之说，《医林改错·血府逐瘀汤所治之症目》说：“头痛有外感，必有发热、恶寒之表症，发散可愈；有积热，必舌干、口渴，用承气可愈。查患头痛者，无表证，无气虚、痰饮等证，忽犯忽好，百方不效，用此方一剂而愈。”

《中医内科学》（全国中医药行业高等教育“十二五”规划教材）证治分类中将头痛分为外感头痛和内伤头痛两大类，其中外感头痛有风寒头痛、风热头痛、风湿疼痛，内伤头痛有肝阳头痛、血虚头痛、气虚头痛、痰浊头痛、肾虚头痛和血瘀头痛。笔者在临床观察发现，肝胆瘀血所致的头痛十分常见，其多表现为头痛、头闷，头部有压迫感、沉重感或紧束感，常伴有胸脘满闷、食欲不振、神疲乏力等症状，肝胆瘀血证压痛点有明显压痛，压痛程度在++或以上。肝胆瘀血型头痛的特点类似于教科书中的痰浊头痛，但其病因病机截然不同。肝胆瘀血型头痛临床表现虽以头痛为主，但其病位在肝胆，是由于肝气不舒，气滞血瘀，肝胆瘀血，气血不能上荣于头，窍络失养，不荣而痛，所以其疼痛性质又类似于虚证疼痛。肝气不舒不仅能引起肝胆瘀血，还能同时克伤脾胃，损伤脾胃功能，运化无力，痰浊内生，阻滞脉道，加重肝胆瘀血。这些患者在就诊时往往以为痛为主诉，没有其他伴随症状，或伴随症状轻微而被患者忽视。这些患者病程长短不等，短则数周或数月，长者可达数年甚至20余年。用加味肝胆逐瘀汤治疗均能收到良好的治疗效果。

肝胆瘀血型头痛患者往往以头痛为主诉而来就诊，容易被辨证诊断为痰浊头痛或风湿头痛，西医又常按神经性头痛或紧张性头痛治疗，也没有理想的治疗药物。患者常见于中、小学生，严重影响学习，运用肝胆瘀血辨证法进行辨证施治，可收到立竿见影的效果，优于其他治疗方法。方中重用川芎（30g）活血化瘀，引药上行，专治头痛；丹参、延胡索、桃仁、红花、郁金、三棱、莪术活血化瘀止痛；黄芪、白术、茯苓健脾补气；香附、柴胡、青皮、厚朴、陈皮、木香、川楝子、乌药、枳壳疏肝理气；鸡内金、麦芽、槟榔化食和胃；半夏燥湿化痰。肝胆瘀血辨证法开辟了头痛辨证施治的新途径。

第十六节 眩 晕

医案

盛某，女性，50岁，农民，2004年7月10日初诊。患者主诉眩晕、头痛已3个多月。素体阴虚阳亢，手足心热，面赤，口苦口干，烦躁易怒，舌尖红，苔黄厚，脉弦滑。肝胆瘀血证压痛点：1++。诊断为肝阳上亢型眩晕。治以平肝潜阳，滋阴降火，清热息风。用镇肝熄风汤加减治疗。

处方：白芍 30g，赤芍 30g，川楝子 10g，牡丹皮 10g，甘草 10g，黄柏 10g，麦芽 15g，牛膝 20g，青蒿 10g，生地黄 30g，天冬 15g，玄参 20g，知母 10g，柏子仁 30g，鳖甲 10g，钩藤 10g，枸杞子 20g，菊花 10g，龙骨 30g，牡蛎 30g，石决明 30g，赭石 20g。每日 1 剂，水煎分 2 次服。

患者连服 10 剂，疗效不明显。笔者想到患者有明显的肝胆瘀血证，遂改用加味肝胆逐瘀汤治疗。

处方：桃仁 10g，红花 10g，川芎 10g，当归 10g，三棱 5g，莪术 5g，郁金 10g，延胡索 15g，丹参 15g，香附 10g，青皮 10g，陈皮 10g，川楝子 10g，枳壳 10g，乌药 10g，木香 10g，牡丹皮 10g，黄芪 10g，白术 10g，鸡内金 10g，赤芍 15g，白芍 15g，金钱草 30g，柴胡 10g，厚朴 10g，麦芽 10g，法半夏 10g，茯苓 15g，槟榔 10g。每日 1 剂，水煎服。

连服 5 剂，眩晕头痛止，诸症悉减。效不更方，原方继服 15 剂而愈，随访 1 年未复发。

按：眩晕为临床常见病症，以头晕和眼花为主要临床症状。眩是指眼花，视物不清或眼前发黑；晕是指头晕，视物旋转，或感觉自身或外界景物旋转。二者常并见，故称为“眩晕”。其轻者闭眼可止，重者如坐车船，旋转不定，不能站立，或伴有恶心、呕吐、出汗、面色苍白，甚则仆倒等症状。眩晕病因复杂，可见于西医学中的脑动脉硬化、高血压、颈椎病、梅尼埃病、贫血、神经衰弱等多种疾病。

中医学认为，眩晕多由风火、痰浊、瘀血、肝风、正虚等所致。《黄帝内经》对本病的病因病机做了较多的论述，认为眩晕由肝所主，与髓海不足、血虚、邪中等多种因素有关。《素问·至真要大论》曰："诸风掉眩，皆属于肝。"《灵枢·海论》曰："髓海不足，则脑转耳鸣，胫酸眩冒，目无所见，懈怠安卧。"《灵枢·卫气》曰："上虚则眩，上盛则热痛。"《灵枢·大惑论》曰："故邪中于项，因逢其身之虚，其入深，则随眼系以入于脑，入于脑则脑转，脑转则引目系急，目系急则目眩以转矣。"《素问·六元正纪大论》曰："木郁之发，太虚埃昏，云物以扰，大风乃至，屋发折木，木有变。故民病胃脘当心而痛，上支两胁，膈咽不通，饮食不下，甚则耳鸣眩转，目不识人，善暴僵仆。"汉代张仲景认为，痰饮是眩晕的重要致病因素，《金匮要略·痰饮咳嗽病脉证并治》曰："心下有支饮，其人苦冒眩，泽泻汤主之。"金代刘完素在《素问玄机原病式·五运主病》中说："风火皆属阳，多为兼化，阳主乎动，两动相搏，则为旋转。"指出眩晕的病机为风为火。元代朱震亨在《丹溪心法·头眩》则说："头眩，痰夹气虚并火，治痰为主，兼补气药及降火药。无痰则不作眩，痰因火动。"提出了痰火致眩学说。明代张景岳提出"无虚不能作眩"。他在《景岳全书·眩运》中指出："眩运一证，虚者居其八九，而兼火兼痰者不过十中一二耳。"宋代严用和《重订严氏济生方·眩晕门》说："所谓眩晕者，眼花屋转，起则眩倒也，由此观之，六淫外感，七情内伤，皆能导致。"提出六淫、七情致眩说。明代虞抟《医学正传·眩运》说："眩运者，中风之渐也。”认识到了眩晕与中风之间有一定的内在联系，还指出“大抵肥白而作眩者，治宜清淡降火为先，而兼补气之药；人黑瘦而作眩者，治宜滋阴降火为要，而带抑肝之剂”。认识到眩晕的治疗应当分别针对不同体质及证型而辨证施治。近代著名医家张锡纯在《医学衷中参西录·镇肝熄风汤》中说：“治内中风证，其脉眩长有力，或上盛下虚，头目时常眩晕，或脑中时常作疼发热，或目胀耳鸣，或心中烦热，或时常噫气，或肢体渐觉不利，或口眼渐形歪斜，或面色如醉，甚或眩晕，至于颠仆，昏不知人，移时始醒，或醒后不能复原，精神短少，或肢体痿废，或成偏枯。”又说：“盖肝为木脏，木火炽盛，亦自有风。此因肝木失和，风自肝起。又加以肺气不降，肾气不摄，冲气胃气又复上逆，于斯，脏腑之气化皆上升太过，而血之上注于脑者，亦因之太过，致充塞其血管而累及神经。”详细论述了内风所致眩晕的病因病机，以及疾病的发生发展规律和治疗方法。《中医内科学》（全国中医药行业高等教育“十二五”规划教材）在眩晕辨证论治中将其分为肝阳上亢证、痰湿中阻证、瘀血阻窍证、气血亏虚证、肾精不足证五型。笔者通过临床观察，肝胆瘀血证所致的眩晕在临床上也比较多见，主要表现为眩晕、头闷、头沉、头胀、耳鸣等；主要病机是肝气郁滞，肝胆瘀血，以致血行不畅、脑目失养。

眩晕一症，历代不乏从肝论治论述，多从肝阳上亢，或肝阳风火上扰清窍论治，无谈及肝胆瘀血者。虽然也有瘀血阻窍证之说，却是说瘀血阻于头部，脑失所养，与肝胆瘀血不同，虽然也用活血化瘀药物治疗，但其所论病机及诊断方法与肝胆瘀血证不同。眩晕从肝胆瘀血论治，开创了眩晕辨证施治的新途径。本例患者阴虚火旺，肝阳上亢症状明显，笔者平时都用镇肝熄风汤加减治疗此证，一般均能收到明显疗效，对手足心热者疗效更好，但对于本例患者疗效不明显，后改用加味肝胆逐瘀汤治疗，收到良好的治疗效果。此后笔者治疗眩晕必查有无肝胆瘀血证，若有肝胆瘀血证，即用加味肝胆逐瘀汤治疗，收效甚速。

第十七节　慢性肾小球肾炎

医案

赵某，男性，75岁，2011年6月14日初诊。患者自诉患慢性肾炎已5年，全身水肿加重6个月，曾明确诊断为慢性肾炎（肾病型），在某县人民医院住院治疗1个月，用激素、环磷酰胺等治疗无效，病情逐渐加重，并下达病危通知书。患者及其家属见治愈无望，于是出院，而求治于中医。

刻诊：患者全身重度水肿，以颜面及双下肢尤甚，乏力、头晕、畏寒、腰困腰痛，舌淡暗，苔白厚，脉沉细。肝胆血瘀证压痛点：1++。尿常规：尿蛋白（+++）。血浆总蛋白40.1g/L，白蛋白25.6g/L，球蛋白14.5g/L，肾功能正常。属脾肾阳虚、肝胆瘀血之水肿，治宜疏肝理气，活血化瘀，补肾健脾，消肿。以肝胆逐瘀汤加减治疗。

处方：桃仁 10g，红花 10g，川芎 10g，当归 10g，三棱 5g，莪术 5g，郁金 10g，延胡索 15g，丹参 15g，香附 10g，青皮 10g，陈皮 10g，川楝子 10g，枳壳 10g，乌药 10g，木香 10g，牡丹皮 10g，白术 15g，鸡内金 10g，赤芍 15g，白芍 15g，金钱草 30g，茯苓 15g，仙茅 10g，淫羊藿 10g，黄芪 30g。每日 1 剂，水煎分 2 次服；静脉滴注人血白蛋白，每日 10g，连用 7 日。

服药 10 剂，畏寒、水肿、乏力均减轻。停用人血白蛋白，守上方服药 30 剂，水肿及畏寒、乏力、腰困腰疼大减。再服药 20 剂诸症消失，尿蛋白（+），血浆蛋白恢复正常。再服药 1 个月，尿蛋白（-），临床治愈。随访 1 年无复发。

按：慢性肾炎属中医学“水肿”范畴，因脾主运化，肾主水液，肝主疏泄，肺主肃降又为水之上源，故水肿与肺、脾、肝、肾四脏关系密切。慢性肾炎之水肿，病程较长，久则脾虚不能制水，水湿泛滥，肾虚不能行水，水气瘀滞，肝郁不能疏泄。水停、气滞、血瘀，此为慢性肾炎病理变化的不同阶段。在不同的患病个体的不同病程阶段，上述病理变化均可能出现。肝胆瘀血型慢性肾炎，应用肝胆逐瘀汤加减治疗，效果良好。方中重用黄芪健脾益气，据现代药理研究证实，该药有利尿、降血压、扩张血管、改善肾血流、调节免疫平衡、减轻免疫复合物对肾小球基底膜的损伤等作用；当归、红花、赤芍、川芎、桃仁、丹参、郁金、延胡索活血化瘀；白术、茯苓助黄芪健脾益气，兼有化湿之功；仙茅、淫羊藿补肾助阳；柴胡、香附、青皮、陈皮、厚朴、乌药、槟榔、枳壳疏肝理气；鸡内金、麦芽健胃消食；三棱、莪术行气活血。全方合用治疗慢性肾炎，疗效较为满意。本例由于患者年老体弱，患病日久，血浆蛋白过低，输入人血白蛋白可加速水肿的消退，以助中药尽快发挥效力。

中医学认为，慢性肾炎的病因病机总属本虚标实，本虚以脾、肾两脏之虚为主，标实则以风、寒、湿、热、瘀血为主，因此，治疗比较困难、棘手，若久治不愈最终可发展为肾功能衰竭。中医学根据其不同的症状，有“水肿”“虚劳”“腰痛”等病名。慢性肾炎的主要病变在肾，但涉及的脏腑较多，其致病原因有外邪侵袭、饮食起居失常或劳倦内伤。主要病机是肺失通调，脾失传输，肾失开阖，肝失疏泄，膀胱气化无权，三焦水道失畅，水液停聚，泛滥肌肤。

笔者在临床上十分重视瘀血在慢性肾炎中的作用，水与血生理上皆属阴，相互倚行，互宅互生。在病理状态下，水病可致血瘀，血瘀亦可致水肿。水肿日久，水湿停积，一则久病入络，气机不利，血流不畅，成为瘀血，二则脏腑阳气受损，血失温运而滞留。对于此类水肿，单纯采用发汗、利水、行气、温阳之法，往往水肿难除，如化瘀得当，则水肿自消。因此，对于血瘀之水肿，应用活血化瘀法，这往往是提高疗效的重要环节。气为血之帅，气行则血行，气滞则血瘀，血为气之母，血瘀则气阻。气滞与血瘀互为因果，运用活血化瘀法时，必须配益气药以推动血行。《温病条辨》曰："治血者，不求有形之血，而求无形之气。"据有关报道，益气药可增强活血化瘀药的治疗效果，使炎症部位及结缔组织中巨噬细胞增多，有利于炎症的吸收消散，并可提高机体的免疫力。气旺血行，气足血活。补气药与活血药同用，也可防止活血化瘀药伤气。补气养血，不仅可增强推动气血运行的力量，祛除瘀血，还可以通过祛除瘀血，改善肾脏微循环，祛瘀而生新，以利于机体的康复。对于水肿的认识，中医学历来着眼于三焦气化，即肺、脾、肾三脏对体内水液代谢的调节，治疗上往往以温调脾肾为主。至于肝气郁滞、气血运行障碍所致之水肿，常被忽视。疏肝理气，活血化瘀，能调畅三焦及肺、脾、肾的气机，使气行血畅，水液代谢恢复正常，对于慢性肾炎及水肿的治疗有着十分重要的作用。临床上对于肝胆瘀血型慢性肾炎患者，应用肝胆逐瘀汤治疗，疗效显著，可弥补其他常规疗法治疗慢性肾炎的不足。

第十八节　带状疱疹

医案

刘某，女性，68岁，2010年9月10日初诊。患者右侧腰腹部疼痛2周，1周前疼痛加剧，起集簇性水疱，以阿昔洛韦静脉点滴治疗3天无效，疼痛剧烈如锥刺、刀割。

刻诊：少气懒言，语声低微，面色晦暗，右侧腰腹部呈带状分布集簇性水疱，部分为血疱，疱液混浊，触痛及自发性疼痛剧烈，舌质暗，苔薄白，脉弦。肝胆瘀血证压痛点：1+。诊断为带状疱疹，证属肝胆瘀血，热伤血络。以肝胆逐瘀汤加味治疗。

处方：金银花30g，黄芩20g，连翘15g，桃仁10g，红花10g，川芎10g，当归15g，三棱5g，莪术5g，郁金10g，延胡索15g，丹参15g，香附10g，青皮10g，陈皮10g，川楝子10g，枳壳10g，乌药10g，木香10g，牡丹皮10g，黄芪30g，白术15g，鸡内金10g，赤芍15g，白芍15g，金钱草30g，柴胡10g，黄连10g，茯苓15g。5剂，每日1剂，水煎分2次服。

服药2剂后疼痛大减，水疱、血疱大部分干枯，无新发疱疹。守方再服7剂，诸症患除，未遗留神经痛后遗症。

按：带状疱疹是由水痘-带状疱疹病毒感染引起的一种以沿周围神经分布的群集疱疹和神经痛为特征的病毒性皮肤病。中医学称为“缠腰火丹”“蛇丹”“缠腰疮”“蜘蛛疮”等。现代医学研究证实，本病的病原属DNA疱疹病毒，与水痘病毒一致，称为水痘-带状疱疹病毒，具有亲神经和皮肤的特征。本病常先有轻度的前驱症状，如发热、乏力、全身不适、食欲不振、局部淋巴结肿痛及患处皮肤灼热、感觉过敏或神经痛等。典型的皮损为在炎症基础上出现成簇而不融合的粟粒至黄豆大的丘疹，丘疹继而变为水疱，疱液澄清，疱壁紧张，围以红晕。皮损沿外围神经分布，排列成带状，具特征性，有诊断价值。各簇水疱群间皮肤正常。若无继发感染，数日后水疱干涸结痂，愈后留有暂时性色素沉着，一般不留瘢痕。由于机体免疫状态的不同，表现常不典型，而有不同名称：有神经痛而无皮疹者称无疹性带状疱疹；仅有红斑、丘疹而不发展为水疱者称钝挫型；发生大疱的称大疱型；出血的为出血型；坏死明显的为坏疽型；皮损因病毒血源播散的称泛发性；累及内脏如肺、肝或脑部时称带状疱疹性肺炎、肝炎或脑炎。极少数患者可累及两个以上神经节产生双侧性或同侧有数支不同神经分布的损害。本病病程一般2~3周。泛发性或复发者常提示有免疫功能缺陷，应注意潜在免疫缺陷病或恶性肿瘤的可能性。

缠腰火丹病名出自明代王肯堂《证治准绳·疡科》，其别名还有“甑带疮”“蛇串疮”“蛇缠疮”“蛇丹”“火腰带毒”“火带疮”“白蛇串”“缠腰龙”等。中医学认为，本病的主要病因病机是湿热内蕴，感受邪毒，余毒未尽，经脉失疏，致使气滞血瘀，经气不宣，常遗疼痛不休或刺痛不断。湿由脾运不周所生，内湿外发肌肤，水液聚于肌表，故水疱垒垒如珠。《医宗金鉴·外科心法要诀》曰：“蛇串疮……湿者色黄白，水疱大小不等，作烂流水，较干者多痛，此属脾肺二经湿热。”热由心肝气郁所生，热郁久化火，火热壅肤，流窜经络，阻滞不通，故红斑、丘疱疹和剧痛等症叠见。《素问·至真要大论》说：“诸痛痒疮，皆属于心。”《外科大成·诸痒》说：“诸疮痛痒，皆属于火。”这都说明了皮肤病的痛痒与心、火有关。笔者通过临床观察，带状疱疹患者都有轻重不同的热毒流窜经络（请参阅本书“皮肤病病机新探”）、气滞血瘀表现，部分患者属肝胆瘀血证。

笔者认为，带状疱疹的发生多与肝、脾二脏有关，病机特点为热毒伤络，气滞血瘀。治疗以清热解毒、泻火固津、疏肝理气、活血化瘀止痛为主。在治疗过程中，要特别注意年老体弱患者，长期应用皮质激素、免疫低下的患者容易发生并发症和后遗神经痛，在治疗中应加大方中补虚扶正之品的用量，如方中黄芪可用到30g，当归、白术都可用到15g。对增强患者免疫力，减少带状疱疹后遗神经痛的发生，有较满意的治疗效果。方中金银花、连翘、黄连、黄芩、金钱草清热解毒、泻火固津，桃仁、红花、川芎、当归、三棱、莪术、郁金、延胡索、丹参活血化瘀止痛；赤芍、牡丹皮凉血化瘀，柴胡、香附、青皮、陈皮、川楝子、枳壳、乌药、木香疏肝理气止痛；白芍柔肝缓急止痛；黄芪、白术、茯苓、当归、白芍补气养血，提高人体免疫力；鸡内金健胃消食。全方合用对带状疱疹有很好的疗效，可明显缩短带状疱疹的病程，减轻疼痛症状，促进疱疹的吸收，防止疼痛后遗症的发生。

第十九节　郁　　证

医案

陈某，女性，35岁，2008年9月27日初诊。患者胁肋胀痛，胸部满闷时作5年，加重5天。自诉5年前因有情志所伤，经常出现胸部满闷，胁痛，痛无定处，嗳气，失眠。曾服用道遥丸、谷维素等中西药治疗，效不明显。5 天前又因情绪波动而上述症状加重。舌质淡，苔白厚，脉弦。化验检查血常规、大便常规、肝肾功能均正常。肝胆瘀血证压痛点：1++。属肝郁气滞，肝胆瘀血之郁证。治宜疏肝理气，活血化瘀。方用加味肝胆逐瘀汤。

处方：桃仁 10g，红花 10g，川芎 10g，当归 10g，三棱 5g，莪术 5g，郁金 10g，延胡索 15g，丹参 15g，香附 10g，青皮 10g，陈皮 10g，川楝子 10g，枳壳 10g，乌药 10g，木香 10g，牡丹皮 10g，黄芪 10g，白术 10g，鸡内金 10g，赤芍 15g，白芍 15g，金钱草 30g，柴胡 10g，厚朴 10g，麦芽 10g，法半夏 10g，茯苓 15g，槟榔 10g。

服药 7 剂，诸症悉减。服药 14 剂，诸症消失。继服 7 剂以巩固疗效。随访 1 年无复发。

按：中医学认为，郁证是由于素体肝旺，或体质素弱，复加情志所伤，引起气机郁滞，肝失疏泄，脾失健运，心失所养，脏腑阴阳气血失调，以心情抑郁，情绪不宁，胸部满闷，胁肋胀痛，或易怒易哭，或咽中如有物梗塞等为主要临床表现的一类病症。在《素问·六元正纪大论》中就有关于五气之郁的论述，说：“木郁达之，火郁发之，土郁夺之，金郁泄之，水郁折之。”汉代张仲景在《金匮要略·妇人杂病脉证并治》中论述了郁证脏躁和梅核气两种病症，认为多发于女性，所提出的治疗方药至今仍被临床广泛应用。元代朱震亨特别强调郁证在疾病发生中的作用，他在《丹溪心法·六郁》中说

“气血冲和，万病不生，一有怫郁，诸病生焉。故人生诸病，多生于郁”，并首创“六郁”之说，创制了“六郁汤”“越鞠丸”等治疗方剂。明代徐春甫《古今医统大全·郁证门》说：“郁为七情不舒，遂成郁结，既郁之久，变病多端。”明代张景岳在《景岳全书·杂证谟》中指出，五气之郁，因病而郁，情志之郁，因郁而病，两者有所不同，并着重论述了怒郁、思郁、忧郁三种郁证的证治。清代叶天士《临证指南医案·郁》所载病例的治则涉及疏肝理气、平肝息风、清心泻火、健脾和胃、活血通络、益气养阴等法，并且充分注意到精神调治对郁证的治疗具有重要意义，认为“郁证全在病者能移情易性”。清代王清任认识到瘀血在郁证中的致病作用，并应用活血化瘀法治疗郁证，他在《医林改错·血府逐瘀汤所治之症目》中说：“瞀闷，即小事不能开展，即是瘀血”“急躁，平素和平，有病急躁，是瘀血”“俗言肝气病，无故爱生气，是血府血瘀。”笔者在临床观察，郁证属肝胆瘀血型的患者临床并不少见，应用加味肝胆逐瘀汤进行治疗能收到良好的疗效。

笔者认为，郁证由七情内伤、饮食失常、禀赋不足引起，致使痰气郁结，血行不畅，脏气不平，阴阳失调，甚则闭塞心窍，重者可致神机逆乱。精神负担过重所致的郁证，一般采用疏肝理气法治之，然而单用疏肝理气治疗效果不佳时，要详细分析患者病机。肝主疏泄，肝之疏泄功能正常，则气机调畅，气血运行正常，若情志内伤，气郁化火，气滞血瘀，瘀阻清窍，则会出现精神异常，此时的主要病机是痰瘀交阻，蒙蔽清窍，故临床使用祛痰理气、活血化瘀法治疗能收到良好的治疗效果。西医学之焦虑症、抑郁症、癔症、神经衰弱、更年期综合征、反应性精神病等，都可出现郁证的临床表现及肝胆瘀血型郁证的症状和体征，均可按肝胆瘀血证进行辨证施治。方用柴胡、香附、青皮、陈皮、川楝子、枳壳、乌药、木香、厚朴疏肝理气，调畅气机；半夏、茯苓燥湿化痰；桃仁、红花、川芎、当归、延胡索、丹参、赤芍、牡丹皮活血化瘀；三棱、莪术、郁金理气活血化瘀；黄芪、白术、当归、白芍补气养血；金钱草、柴胡疏利肝胆；鸡内金、麦芽槟榔健胃消食。全方有疏肝理气、活血化瘀、健脾和胃、燥湿化痰作用，诸药合用，切中郁证病机，所以疗效显著。

第二十节　乳腺增生

医案

侯某，女性，40岁，2002年4月9日初诊。患者2年前因双乳胀痛、乳房肿块曾在多家医院检查治疗，诊断为乳腺小叶增生，服用“乳癖消”“百消丹”“逍遥丸”“三苯氧胺”等中西药治疗，病情时轻时重。患者行经前双乳房胀痛较重，行经后减轻。

刻诊：左右乳房均扪及不规则肿块，质地中等，活动度较好，肿块大小不一，有的呈片状，有的呈结节状。患者面色晦暗，胸闷，善太息，纳差，睡眠欠佳，舌质淡红，两侧有瘀斑，苔白稍厚，脉弦。肝胆瘀血证压痛点：1++。钼靶 X 线摄片见数目不等、密度增高的模糊阴影。诊断：双侧乳腺增生。证属肝气郁积，肝胆瘀血之乳癖。治以疏肝理气，活血化瘀，消肿散结。用加味肝胆逐瘀汤治疗。

处方：桃仁 10g，红花 10g，川芎 10g，当归 15g，三棱 10g，莪术 10g，郁金 10g，延胡索 15g，丹参 15g，香附 10g，青皮 10g，陈皮 10g，川楝子 10g，枳壳 10g，乌药 10g，木香 10g，牡丹皮 10g，黄芪 10g，白术 10g，鸡内金 10g，赤芍 15g，白芍 15g，金钱草 30g，柴胡 10g，厚朴 10g，麦芽 10g，法半夏 10g，茯苓 15g，槟榔 10g。

患者服用 7 剂后，食欲增，睡眠佳，乳房肿块缩小，质地较前变软，触痛大减。守方再服 15 剂，乳房肿块消失，诸症悉除，临床治愈。随访 1 年无复发。

按：乳腺增生是最常见的乳房疾病，其发病率居乳腺疾病的首位。乳腺增生可发生于青春期后任何年龄的女性，但以 30~50 岁的中青年女性最为常见。其主要临床特征为乳房肿块和乳房疼痛，一般常于月经前期加重，行经后减轻。由于乳腺增生患者中有一小部分以后有发展为乳腺癌的可能性，所以有人认为乳腺增生病为乳腺癌的“癌前病变”。

乳腺增生症中医学“乳癖”范畴。病名最早见于汉代《中藏经》，又名“奶脾”“奶积”，以后历代医家多有论述。本病多由思虑伤脾，郁怒伤肝以致气滞血瘀痰凝而成。清代高秉钧在《疡科心得集》中说：“有乳中结核，形如丸卵，疼痛，不发寒热，皮色不变，其核随喜怒而消长，此名乳癖……”既描述了肿块的特点，又指出了乳腺增生与情志变化的关系。脏腑经络学说认为肝肾两经与乳房关系最密切，其次是冲任二脉。肝郁气滞，情志内伤，在乳腺增生的发病过程中有重要作用。患者平素情志抑郁，气滞不舒，气血周流不畅，蕴结于乳房，乳络经脉阻塞不通，不通则痛而引起乳房疼痛；肝气横逆犯胃，脾失健运，痰浊内生，气滞血瘀夹痰结聚为核，循经留聚乳中，故乳中结块。冲任失调也是引起乳腺增生的重要原因，肝藏血，主疏泄，冲任二脉下起胞宫，上连乳房，冲任之血上行为乳，下行为经。若肝气郁滞，肝血瘀阻，则冲任失调，气滞血瘀，气血瘀积于乳房、胞宫，或乳房疼痛而结块，或月事紊乱失调。在临床上，肝胆瘀血型乳腺增生患者十分常见。笔者在临床应用加味肝胆逐瘀汤治疗乳腺增生，疗效显著。方中柴胡、川楝子、香附、青皮、陈皮、乌药、枳壳、木香、厚朴疏肝理气、解郁止痛；桃仁、红花、赤芍、牡丹皮、郁金、延胡索、川芎、当归活血化瘀止痛，加大当归用量，增强调理冲任的作用；加大三棱、莪术用量，增强行气化瘀散结之力；半夏、茯苓、陈皮化痰散结；黄芪、白术、茯苓补气健脾；鸡内金、麦芽、槟榔消食和胃；金钱草清热利胆，消肿止痛。

第二十一节　经前期综合征

医案

张某，女性，36 岁，已婚，2005 年 4 月 8 日初诊。患者 14 岁月经来潮，经期尚准，无明显异常，27 岁结婚，婚后生有一女，母女均健康。5 年前因情志失调出现月经紊乱，月经 20~60 天来一次，经量少，伴有疼痛，色暗红，有血块，月经前 1 周出现头痛、头闷、脾气暴躁、心烦、焦虑不安、失眠、乳房胀痛等症状，经净后症状明显减轻。现月经 40 天未至，又出现上述症状，舌质暗红，苔黄，脉弦细。肝胆瘀血证压痛点：1++。证属肝气郁结，肝胆瘀血。治宜疏肝理气，活血化瘀。用肝胆逐瘀汤加减治疗。

处方：桃仁 10g，红花 10g，川芎 10g，当归 10g，三棱 5g，莪术 5g，郁金 10g，延胡索 15g，丹参 15g，香附 10g，青皮 10g，陈皮 10g，川楝子 10g，枳壳 10g，乌药 10g，木香 10g，牡丹皮 10g，黄芪 10g，白术 10g，鸡内金 10g，赤芍 15g，白芍 30g，金钱草 30g，柴胡 10g，黄芩 15g。

服药 3 剂月经来潮，症状消失。连续服药 28 剂，停药，下次月经按时来潮，经前期综合征症状消失。随访 1 年未复发。

按：经前期综合征是指妇女反复在黄体期周期性出现影响日常生活的躯体、精神以及行为方面改变的综合征。月经来潮后，症状可自然消失，周期性发生。多见于25~45岁的妇女，症状出现于月经前1~2周，月经来潮后迅速减轻直至消失。主要症状表现为三个方面：①躯体症状：头痛、头晕、乳房胀痛、腹部胀满、肢体浮肿、体重增加、运动协调功能减退、恶心、呕吐、腹泻、尿频、盆腔坠胀、腰骶部疼痛、食欲改变（表现为增加或厌食）、潮热出汗、心悸等；②精神症状：易怒、焦虑、抑郁、情绪不稳定、疲乏，以及饮食、睡眠、性欲改变；③行为改变：思想不集中，工作效率低，意外事故倾向，易有犯罪行为或自杀意图。

经前期综合征，在中医学散见于“脏躁”“不孕”“经前乳胀”“经行泄泻”“经行水肿”“经行头痛”“经行身痛”等。肝郁气滞、冲任失调是本病发生的根本原因。乳房、胸胁、小腹乃肝经循行之分野，冲任隶属于肝肾，肝经郁积则诸症丛生；肾水不足，肝木失于涵养，横逆为患，累及脾土，运化失职，水谷精微不化，泛滥为湿，聚湿生痰，与心、肝之火相合，痰热蒙蔽清窍，以致精神情绪异常，或经前、经行头痛，或乳房胀痛，或便溏纳减，或水肿等症。经前血海充盈，肾水阴血不足，脏腑功能失于平衡，内有积郁之火伺机而发，月经来潮以后，积郁之火及心、肝之火气得以疏泄，症状可暂时消退，如此反复，随月经周期而周期性发作。中医治疗以疏肝理气、活血化瘀为主，以调理冲任和脏腑气血功能。情志失调可致肝郁，肝郁气滞，血行不畅则气滞血瘀，出现乳房胀痛、头痛、下腹胀痛等症状；“气有余便是火”，肝郁日久，气郁化火则出现乳房胀痛、抑郁、心烦易怒、口苦呕恶等肝郁化热证候；火灼伤阴，阴不制阳则出现头晕目眩、颠顶掣痛、急躁咽干、舌红苔黄等阴虚阳亢证候。大部分经前期综合征患者可有肝胆瘀血证的症状和体征。

盖妇人以血为本，以气为用，肝藏血，血得气乃行，气结则血滞。因此，治血宜先调气，而调气要先疏肝，然“肝者……取决于胆”，因而斡旋枢机，助胆为用，实乃疏肝之重要环节，肝胆逐瘀汤用于治疗妇科疾病，每可应手取效，也再次印证了前人“妇女从肝”之说。说明中药方剂，只要谨守病机，理解药性、方意，分清标本主次，均可临证活用，甚至一方多用，而收异病同治之功。

本例患者反复行经头痛、乳房胀痛已 5 年，情志失调，心情烦躁，可知患者素有肝气郁滞，瘀阻冲任胞宫，故见月经量少色暗，有血块。若肝木乘脾，横逆犯胃，胃失和降，还可见恶心欲吐等症状。肝胆逐瘀汤方中用柴胡、香附、青皮、陈皮、川楝子、枳壳、乌药、木香疏肝理气止痛；桃仁、红花、川芎、当归、三棱、莪术、郁金、延胡索、丹参、赤芍、鸡内金活血化瘀，调经止痛；牡丹皮、赤芍、黄芩还有清热凉肝之功；白芍养血柔肝缓急；金钱草清热利胆；黄芪、白术补气行血。诸药合用可疏肝理气、活血化瘀、调理冲任，故对经前期综合征有很好的疗效。

由于肝胆逐瘀汤有疏肝理气、活血化瘀、调理冲任作用，用于对“经行头痛”“经行泄泻”“痛经”“闭经”“月经失调”“倒经”“女性不孕”“子宫腺肌症”等妇科疾病的治疗，无论有无肝胆瘀血压痛点压痛都能收到良好效果。

第二十二节 痛　经

医案

赵某，女性，27岁，农民，2004年4月10日初诊。患者痛经已1年余，月经周期尚正常，但每于经前1~2天即感觉小腹和腰部胀痛，月经来潮第1天疼痛最甚，经血量少，夹有血块，紫黑色，经行不畅，患者烦躁易怒，时叹息，舌质暗，舌边有小瘀点，脉弦。肝胆瘀血证压痛点：1+。证属气滞血瘀，肝胆瘀血型痛经。治宜疏肝理气，活血化瘀止痛。用肝胆逐瘀汤加减治疗。

处方：桃仁10g，红花10g，川芎10g，当归15g，三棱5g，莪术5g，郁金10g，延胡索15g，丹参15g，赤芍15g，白芍15g，香附10g，青皮10g，陈皮10g，川楝子10g，枳壳10g，乌药10g，木香10g，牡丹皮10g，黄芪30g，白术15g，鸡内金10g，金钱草30g，三七参6g（冲服）。

月经来潮前7天开始服药，连服10剂，服药5剂后月经来潮痛经未发，停药。按照此法连服3个月经周期痊愈。随访1年无复发。

按：在中医学中，有关痛经的记载最早见于汉代张仲景《金匮要略·妇人杂病脉证并治》，“带下，经水不利，少腹满痛，经一月再见”。隋代巢元方在《诸病源候论》首立“月水来腹痛候”，认为“妇人月水来腹痛者，由劳伤气血，以致体虚，受风寒之气客于胞络，损伤冲任之脉”。明代张景岳在《景岳全书·妇人规》中说：“经行腹痛，证有虚实。实者或因寒滞，或因血滞，或因气滞，或因热滞；虚者有因血虚，有因气虚。然实痛者多痛于未行之前，经通而痛自减；虚痛者多痛于既行之后，血去而痛未止，或血去而痛益甚。大都可按可揉者为虚，拒按拒揉者为实。”中医学认为，痛经病位在胞宫、冲任，以不通则痛或不荣则痛为主要病机。其之所以伴随月经周期而发，又与经期及经期前后特殊生理状态有关。未行经时，由于冲任气血平和，致病因素尚不足以引起冲任、子宫不足，或虽有气血瘀滞，但不足以表现出来，故平时不发生疼痛。经期前后血海由满盈而泄溢，气血盛实，子宫、冲任气血变化较平时急剧，易受致病因素干扰，加之体质因素的影响，导致子宫、冲任气血运行不畅或失于煦养，不通或不荣而痛。经净后子宫、冲任气血渐复则疼痛自止。但若痛因未除，素体状况未获改善，则下次月经来潮疼痛又复发。

痛经虽有虚实之分，但以实证气滞血瘀型最为常见，而气滞血瘀型又多有肝胆瘀血证的存在，起主要或次要作用，临床应用肝胆逐瘀汤治疗气滞血瘀型痛经，特别是肝胆瘀血证者，有很好的疗效。

关于痛经，笔者认为，以气滞血瘀最为多见，“不通则痛”是本病的病理基础。治疗本病当以理气为先，气为血之帅，血为气之母，气行则血行，气滞则血瘀。肝藏血，主疏泄，肝脏对全身气血的运行，特别是对冲任和胞宫气血有特别重要的调节作用。肝胆逐瘀汤全方有疏肝理气、活血化瘀、止痛之功，对气滞血瘀及肝胆瘀血型痛经，无论是原发性还是继发性都有很好的疗效，方中加入三七参，加大当归、黄芪、白术的用量可增强活血调经的作用。

第二十三节 闭 经

医案

胡某，女性，34 岁，2007 年 6 月 14 日初诊。患者 8 个月未来月经，下腹胀痛，带下量多，经多家医院按“盆腔炎”“月经不调”等治疗，疗效不显，遂来求治于中医。患者 2005 年顺产后月经量少，色黑，夹有血块，且经期一直错后，短则 40~50 天一次，长则 2 ~ 3 个月一次，现已 8 个月月经未来。精神不振，烦躁易怒，舌质紫暗，有瘀点，苔白厚，脉弦细。肝胆瘀血证压痛点：1++。妇科检查诊断为附件炎。证属气滞血瘀、肝胆瘀血。治宜疏肝理气，活血化瘀通络。用加味肝胆逐瘀汤加减治疗。

处方：黄芪 30g，白术 15g，三七参 6g，桃仁 10g，红花 10g，川芎 10g，当归 10g，三棱 5g，莪术 5g，郁金 10g，延胡索 15g，丹参 15g，赤芍 15g，白芍 15g，香附 10g，青皮 10g，陈皮 10g，川楝子 10g，枳壳 10g，乌药 10g，木香 10g，牡丹

皮10g，鸡内金10g，金钱草30g，柴胡10g，厚朴10g，麦芽10g，法半夏10g，茯苓15g，槟榔10g。

服药7剂后下腹疼痛明显减轻，肝胆瘀血压痛点：1+。继服上方7剂，月经来潮，经量中等，血暗红，无血块，下腹痛除，精神好，停药。下次月经正常来潮，以后月经正常。随访1年未发生闭经和月经明显推后现象。

按：闭经为月经从未来潮或异常停止。闭经可分为生理性闭经和病理性闭经。病理性闭经又分为原发性闭经和继发性闭经。原发性闭经是指女性年满16岁尚无月经来潮，或14岁尚无第二性征发育，或第二性征发育已过两年而月经仍未来潮。继发性闭经是指月经来潮后又停止，停经持续时间相当于既往3个月经周期以上的总时间或月经停止6个月。

中医学对闭经的认识和辨证施治有独到的见解，认为闭经的病因病机按“辨证求因”的原则可分为虚实两种。虚者为精血不足，血海空虚，无血可下；实者为邪气阻隔，脉道不通，经血不得下行。虚者多因肝肾亏损，气血虚弱，阴虚血燥而成闭经；实者多由气滞血瘀，寒湿凝滞，痰涎壅滞导致闭经。肝肾亏损型多因先天肾气不足，或房事不节，导致冲任空虚，任脉不通而闭经；气血虚弱型多因饮食失调，损伤脾胃，化源不足而致闭经；阴虚血燥型多因素体阴虚或失血伤阴，或久病耗血伤阴，或过食辛燥食物或药物灼烁津血，以致血海干涸而成闭经；气滞血瘀型多因内伤情志，肝气郁结，久滞血脉、胞脉闭阻，经血不得下行而致；寒湿凝滞型多因月经期间感受寒湿，或过食生冷，致寒湿之邪客于冲任，血为寒湿所凝，壅滞不通；痰涎壅滞型多因素体肥胖，多湿多痰，痰湿阻滞冲任，经血不通而致闭经。笔者临床观察到在上述各型闭经患者的病程中都可夹杂肝胆瘀血证。

闭经病因虽多，但肝肾不足、气血亏虚、气滞血瘀、痰湿阻滞、冲任损伤者多见。方中重用黄芪 30g，白术 15g，茯苓 15g，当归 15g，白芍 30g 大补气血，补肝肾脾胃。张锡纯曰，黄芪“为其补气之功最优，故推为补药之长，而名之曰芪也”。又说：“肝属木而应春令，其气温而性喜条达，黄芪之性温而上升，以补肝原有同气相求之妙用。愚自临证以来，凡遇肝气虚弱不能条达，用一切补肝之药皆不效，重用黄芪为主而佐以理气之品，服之覆杯即见效验，彼谓肝虚无补法者，原非见道之言也。”肝肾同源，肝之气血旺盛，则肾自强也。黄芪、白术、茯苓又为补气健脾之要药；当归、白芍养血柔肝；柴胡、香附、川楝子、青皮、陈皮疏肝解郁理气；乌药、枳壳、厚朴、木香理气除湿；鸡内金、麦芽、槟榔消食和胃；半夏、茯苓、陈皮健脾燥湿化痰；桃仁、红花、丹参、郁金、赤芍、牡丹皮活血化瘀通络；金钱草清热利湿；三棱、莪术行气活血；三七参化瘀行血。全方有补益肝肾、健脾养胃、疏肝理气、活血化瘀之功，对不同原因引起的闭经均有一定疗效，对于气滞血瘀型及肝胆瘀血兼证的各型疗效更佳。

第二十四节　卵巢囊肿

医案

张某，女性，23岁，2004年3月29日初诊。患者下腹痛15天。半个月来，因下腹隐痛，腰酸痛，白带量多，曾到医院检查，诊断为右侧卵巢囊肿（约4cm×3cm×3cm）。因患者未婚，不同意手术治疗而求治于中医。患者平素食纳不佳，心烦易怒。检查：右下腹稍有压痛。肝胆瘀血证压痛点：1++。舌质暗，苔白厚，脉沉弦。诊断：右侧卵巢囊肿。证属肝胆瘀血，痰瘀阻络。治法：疏肝理气，活血化瘀，化痰散结。方药：肝胆逐瘀汤加减。

处方：三七参6g（冲服），土鳖虫10g，桃仁10g，红花10g，川芎10g，当归10g，三棱10g，莪术10g，郁金10g，延胡索15g，丹参15g，赤芍15g，白芍15g，香附10g，青皮10g，陈皮10g，川楝子10g，枳壳10g，乌药10g，木香10g，牡丹皮10g，黄芪30g，白术12g，鸡内金10g，金钱草30g，柴胡10g，法半夏10g，茯苓15g。

服药7剂，患者腰腹疼痛消失。连续服药30剂，B超复查右侧卵巢囊肿消失。随访1年未复发。

按：卵巢囊肿为妇科常见病，是指卵巢内有囊性肿物形成，可分为肿瘤性和非肿瘤性两类。通常人们所说的卵巢囊肿是指非肿瘤性的一类。

本病属“积聚”“癥瘕”范畴。其主要是由于机体正气不足，风寒湿热之邪内侵，或七情、房室、饮食内伤，脏腑功能失调，气机阻滞，瘀血、痰饮、湿浊等有形之邪凝结不散，停聚日久而成癥瘕、积聚。《景岳全书·妇人规》说：“瘀血留滞作癥，唯妇人有之，其证则或由经期，或由产后，凡内伤生冷，或外受风寒，或恚怒伤肝，气逆而血留，或忧思伤脾，气虚而血滞，或积劳积弱，气虚而不行，总由血流之时，余血未净，而一有所逆，则留滞日积，而渐以成癥矣。”该病往往出现腹部肿块，或痛或胀，甚者出现压迫症状，如尿频、便秘、气急、心悸等，严重者还可出现腹水、水肿等症状。足厥阴肝经络阴器，与冲、任二脉相通。肝主血液的贮藏与调节，血液化生之后，除营养周身外均藏于肝。肝血旺盛，下注血海，变化而为月经。肝喜条达，肝气郁滞则易形成肝胆瘀血，气郁血瘀则经血不畅，易成癥瘕、积聚。方中加大三棱、莪术的用量，并加用土鳖虫、三七参以增强活血破癥之功，重用芪、术补气以活血，并防止三棱、莪术等攻伐药物损伤正气。肝胆逐瘀汤有疏肝理气、活血化瘀、补气健脾、化痰散结之功，用于治疗卵巢囊肿疗效显著。

第二十五节　睾丸鞘膜积液

医案

闫某，13 岁，男性，2009 年 11 月 20 日初诊。患者右侧阴囊肿大20余天，外院诊断为睾丸鞘膜积液，建议手术治疗，患者家属对于手术有顾虑，而来就诊于中医。

刻诊：身体较瘦弱，食欲欠佳，右侧阴囊肿大，透光试验阳性，诊断为睾丸鞘膜积液。舌淡红，苔薄白，脉虚。肝胆瘀血证压痛点：1+。诊断：睾丸鞘膜积液。证属肝胆瘀血，肝郁脾虚，水湿下注。治法：先予穿刺抽液，抽出鞘膜积液30mL，再予内服中药肝胆逐瘀汤加减治疗。

处方：乌药30g，橘核30g，荔枝核30g，桃仁10g，红花10g，川芎10g，当归10g，三棱5g，莪术5g，郁金10g，延胡索15g，丹参15g，赤芍15g，白芍15g，香附10g，青皮10g，陈皮10g，川楝子10g，枳壳10g，木香10g，牡丹皮10g，黄芪10g，白术10g，鸡内金10g，金钱草30g，柴胡10g，麦芽10g，法半夏10g，茯苓15g。

连续服药30剂，鞘膜积液未再发生，食欲也明显转佳，体质较前明显转强。随访2年未复发。

按：《灵枢·经脉》说“肝足厥阴之脉……循股阴，入毛中，环阴器，抵小腹……”所以阴囊部的疾病都与肝经密切相关。睾丸鞘膜积液在中医学称为“水疝”，睾丸鞘膜积液的发生与肝郁气滞、肝胆瘀血密切相关，非手术疗法治疗鞘膜积液（如抽液、硬化剂注射等）配合内服肝胆逐瘀汤临床确实有效，可为不愿手术或不适宜手术治疗的患者提供新的治疗方法。方中重用乌药30g，为治疗疝气及水疝之要药，有温肾散寒、行气止痛作用；橘核、荔枝核理气散结止痛，是专治疝气及睾丸肿痛之药。

附：睾丸疼痛

引起睾丸疼痛的病因很多，主要有睾丸扭转、睾丸损伤、睾丸炎、睾丸缺血性疼痛等原因。

睾丸疼痛属中医学“子痛”“子痈”范畴，早在《黄帝内经》就有描述，《素问·缪刺论》说：“邪客于足厥阴之络，令人卒疝暴痛。”元代张子和在《儒门事亲·疝本肝经宜通勿塞状》中说：“两丸寒痛，足阳明脉气之所发也”“邪气客于足厥阴之络，令人卒疝，故病阴丸痛也。”明代虞抟在《医学正传·疝气》中指出：“子和论七疝，病源至为详悉，但其处方一以攻下法为主治，不能使人无疑耳！……我丹溪先生独断为湿热，此发为古人所未发者也。夫热郁于中而寒束于外，宜其有非常之痛，故治法宜驱逐本经之湿热，消导下焦之瘀血。”

笔者认为，本病病机多为肝郁气滞，寒凝肝脉，气滞血瘀或湿热下注。治疗应以温经散寒、清热利湿、疏肝理气、活血化瘀为主要原则。对于明确诊断有睾丸炎者应配合相应的抗病毒或抗菌药物治疗。中西医结合治疗能缩短病程，提高疗效。肝胆逐瘀汤加减治疗屡有效验，但要加大乌药用量，适当加用橘核、荔枝核。

第二十六节　腰　　痛

医案

赵某，女性，39岁，干部，1995年8月4日初诊。患者腰痛1月余，1个月前无明显诱因出现腰痛腰困，活动劳累后痛甚，五更痛甚，晨起活动后减轻，右侧肾区有明显压痛。经腰椎X光摄片、CT及双肾B超检查均未见异常，尿常规化验正常。服用六味地黄丸、芬必得治疗20余天无效而求治于余。

刻诊：腰部困疼，活动则痛甚，右肾区有压痛，食欲不振，舌质淡红、苔白厚、脉虚。肝胆瘀血证压痛点：1++。属肝胆瘀血证之腰痛。治以疏肝理气活血化瘀，健脾益肾止痛。用肝胆逐瘀汤加减治疗。

处方：桃仁10g，红花10g，川芎10g，当归10g，三棱5g，莪术5g，郁金10g，延胡索15g，丹参15g，赤芍15g，白芍15g，香附10g，青皮10g，陈皮10g，川楝子10g，枳壳10g，乌药10g，木香10g，牡丹皮10g，黄芪10g，白术10g，鸡内金10g，金钱草30g，仙茅10g，淫羊藿10g。5剂，每日1剂，水煎服。

8月10日二诊来诉，服药3剂腰痛即止，5剂尽而腰痛愈，嘱其原方再服5剂以巩固疗效，随访2年未复发。

按：腰痛是以腰脊及腰脊两旁疼痛为主要症状的一种病症。《中医内科学》（全国中医药行业高等教育“十二五”规划教材，吴勉华、王新月主编）将腰痛的病因病机总结为经脉痹阻，腰府失养。外感腰痛由外邪痹阻经脉，气血运行不畅所致。寒为阴邪，其性收敛凝闭，侵袭肌肤经络，郁遏卫阳，凝滞营阴，以致腰府气血不通；湿邪侵袭，其性重着、黏滞，留着筋骨肌肉，闭阻气血，可使腰府经气不运；热与湿合，或温蕴生热而滞于腰府，经脉不畅而生腰痛。内伤腰痛多因肾精气亏虚，腰府失其濡养、温煦。精气亏虚则肾气不充，偏于阴虚则腰府不得濡养，偏于阳虚则腰府不得温煦。经脉以通为常，跌仆挫扭，影响腰部气血运行，以致气滞血瘀，壅滞经络，凝涩血脉，不通则痛。《景岳全书·杂证谟》说："跌仆伤而腰痛者，此伤在筋骨而血脉凝滞也。"

腰痛病位在腰，与肾及足太阳、足少阴、任、督、带等经脉密切相关。腰为肾之府，赖肾之精气以濡养，故肾病可致腰痛。由于人体足三阳、足少阴、任、督、带等经脉均经过腰部，因此腰痛与上述经络病变有关。其中与足少阴肾经、足太阳膀胱经以及督脉、带脉关系尤密。因为足少阴肾之脉，贯脊，属肾，络膀胱；足太阳膀胱之脉，夹背抵腰中，入循膂，络肾，属膀胱，其支者，从腰中下夹背贯臀；督脉贯脊上行；带脉起于季肋，绕身一周。若外感寒湿，湿热或瘀血内阻，经脉气血运行不利，以及内伤及肾，均可发生腰痛。病理性质虚实不同，但以虚为多，或见本虚标实。凡因寒湿、湿热、瘀血等痹阻腰部，经脉不利，气血运行不畅者属实；因肾之精气亏虚，腰府经脉失养者属虚。但腰痛以肾虚为主，因肾藏精，主封藏，若肾之精气亏虚，最易发生腰痛。实证延久不愈，邪留伤肾可由实转虚；虚证腰痛，常因肾虚易感外邪而加重，多见本虚标实的错杂之候。寒湿久郁，可以化热。寒湿、湿热邪痹日久，络脉不利，多致气滞血瘀。而寒湿、湿热、血瘀均可伤肾，寒湿易伤肾之阳气，湿热每易耗伤肾之阴精。

笔者在临床中发现，肝胆瘀血可致腰痛，其临床表现为腰部酸痛或困痛，喜揉按，五更痛甚，甚则不能转侧，晨起活动后疼痛减轻或消失。肝胆瘀血证压痛点检查可有明显压痛。有时腰部也有明显压痛点，但少见。临床医生多按肾虚治疗，使用左归丸、右归丸、六味地黄丸、金匮肾气丸等治疗无效。应用肝胆逐瘀汤加减治疗可收到立竿见影之效，3~5 剂可使疼痛明显减轻或消失。

肝胆瘀血所致腰痛，有别于中医学所说的其他各种腰痛，历代中医典籍及教科书均未提及。肝胆瘀血证之腰痛除主诉为腰痛外，找不到其他引起腰痛的原发病，如腰肌劳损、腰椎骨质增生、腰椎骨折、腰椎间盘病变、腰肌纤维炎、强直性脊柱炎、肾炎、肾结石等。肝胆瘀血证压痛点检查有明显压痛，腰部一般没有明显压痛点，偶有肾区压痛（一侧或双侧），肾脏检查正常，肾区压痛只能用经络气滞血瘀来解释。因为腰痛与足少阴肾经、足太阳膀胱经、任、督、带等经脉关系密切，而肝脏及其经脉又与上述经脉及脏器密切相关。所以肝胆瘀血可通过经脉影响上述脏器和经脉而引起腰痛。腰痛为标，肝病为本，通过治肝可以达到治疗腰痛的目的，肝胆瘀血辨证治疗腰痛开辟了腰痛辨证施治的新途径。

第二十七节 恶性肿瘤

医案

魏某，男性，45 岁，1998 年 10 月 8 日初诊。患者右胁隐痛 3 个月，腹部 CT 显示肝右叶内侧段肝癌（10cm×9cm），有少量腹水。

刻诊：患者面色晦暗，右胁肋、上腹部、右肩部胀痛，右胁肋及右上腹有时有绞痛发作，发作时疼痛剧烈，伴腹胀、食欲不振、乏力。腹部触诊：上腹部有明显压痛，以右上腹为甚，肝右叶可触及肿块，有明显触痛，质硬。肝胆瘀血证压痛点：1++，2++。舌质红，有瘀点，舌苔厚稍黄，脉弦细。诊断：肝癌晚期。证属肝郁气滞，肝胆瘀血，脾胃虚弱。治则：疏肝理气，活血化瘀，健脾益气。

处方：白花蛇舌草 30g，半枝莲 30g，桃仁 10g，红花 10g，川芎 10g，当归 10g，三棱 5g，莪术 5g，郁金 10g，延胡索 15g，丹参 15g，赤芍 15g，白芍 15g，香附 10g，青皮 10g，陈皮 10g，川楝子 10g，枳壳 10g，乌药 10g，木香 10g，牡丹皮 10g，黄芪 30g，白术 15g，鸡内金 10g，金钱草 30g。

服药 10 剂，右胁肋及上腹胀痛明显减轻，食欲好转，精神转佳。效不更方，服药 20 剂，胁痛、腹痛、腹胀消失，食欲佳，精神好，面色转红润，舌苔薄微黄，舌质红有瘀点。继服

10剂以巩固疗效。此后患者一直感觉良好，未服任何药物，1999年3月19日，患者因过量饮食发生呕吐，夜间突然死亡。

按：恶性肿瘤患者多表现为本虚标实，多因虚而得病，因虚而致实，是一种全身属虚、局部属实的疾病。发病初期，邪盛而正虚，故以气郁、血瘀、痰结、湿聚、热毒等实证为主。中晚期由于肿瘤耗伤人体气血津液，故多出现阴伤、气虚、气血两虚、阴阳两虚等病机转变。由于邪愈盛而正愈虚，病变错综复杂，病势日益深重。中医治疗主要以扶正固本为主，兼以缓解疼痛，减轻症状。方中黄芪30～100g、白术15g、茯苓15g，以益气健脾、扶正固本。

白花蛇舌草清热解毒、化瘀散结消肿、抗癌，可用于各种癌症，尤其适用于消化系统、淋巴系统的恶性肿瘤，是中医治疗急性黄疸性肝炎、胰腺炎、尿路感染、阑尾炎等疾病的常用良药。现代研究表明本品有良好的抗癌效果，体外试验证实其有杀肝癌细胞的作用，体内试验证实其对小鼠肉瘤（Siso）有明显抑制作用；平板法体外筛选发现本品对人体肺癌、急性淋巴性白血病、急性粒细胞性白血病及宫颈癌细胞等，均有较强的抑制作用；能增强机体免疫机制，刺激网状内皮系统增生，促进抗体形成，增强白细胞的吞噬功能。临床应用研究证实，白花蛇舌草对胃癌、肝癌、恶性淋巴瘤、白血病、绒毛膜癌、鼻咽癌等多种恶性肿瘤有良好的治疗效果。半枝莲有清热解毒、散瘀止痛、利尿消肿、抗癌抑癌作用，用于食管癌、胃癌、肝癌、胰腺癌、膀胱癌、子宫颈癌、卵巢癌、白血病、淋巴肉瘤等，此外，还常用于治疗肝炎、气管炎、肺脓疡等疾病。有关实验显示，对肉瘤（Siso）、艾氏腹水癌、脑瘤及急性粒细胞性白血病细胞的抑制率大于75%。白花蛇舌草和半枝莲联合应用效果更好。

莪术活血破瘀、消积止痛、抗癌抑癌，用于治疗肝癌、宫颈癌、卵巢癌及淋巴肉瘤、胃癌、肠癌、白血病、黑色素瘤、子宫肌瘤等。此外，本品也是中医治疗癥瘕积聚、瘀血痹痛、妇人痛经之要药。药理研究表明，本品有良好的抗癌效用，其有效成分及莪术油制剂对腹水癌、白血病（L615）、肉瘤（S37）、宫颈癌、腹水型肝癌等多种肿瘤细胞具有明显的抑制作用和杀伤作用；不同浓度的莪术油注射液对癌细胞均有明显的直接破坏杀伤作用，并且有作用快而强的特点。临床应用研究证实，莪术治疗宫颈癌疗效明显，并发现，以莪术油作瘤内注射治疗宫颈癌，治疗后可见癌组织坏死脱落，部分病例癌块消失，宫颈光滑而治愈。此外，莪术对卵巢癌、肝癌、白血病等亦有效。三棱破血行气、祛瘀散积、抗癌抑癌，用于肝癌、肺癌、食管癌、胃癌、宫颈癌等。药理研究表明，三棱有较好的抗癌效用，可直接破坏肿瘤细胞，能抑制肿瘤细胞的增生。三棱与其他中药配合使用治疗肝癌及多种晚期恶性肿瘤，有较好的治疗效果，有效率可达60%。方中三棱、莪术的用量均可用到10~30g，并配以同等剂量的黄芪，以防攻破太过损伤正气。

现代药理研究证明，川芎对肿瘤细胞有直接破坏作用，并能双向调节机体免疫功能，增强患者的抗病能力，对控制病情、抑制肿瘤、延长生命有积极作用。赤芍有较强的抑制血小板聚集作用，可以减轻血栓对肿瘤的保护，有利于免疫系统对瘤细胞的清除。当归也有抗癌作用，可用于肝癌、食管癌、胃癌、结肠癌、宫颈癌、卵巢癌、膀胱癌、白血病、恶性淋巴瘤、乳腺癌等多种恶性肿瘤的治疗。现代药理研究发现，当归体外筛选有抑制肿瘤细胞作用，其抑制率在 50%～70%。当归多糖对实体肿瘤（肺癌、肝癌等）、艾氏腹水癌及白血病的治疗作用较强，日本及德国的一项研究发现，其中有抗癌活性的是一种由葡萄糖和半乳糖组成的多糖（AR-1）。当归对细胞免疫、体液免疫的促进作用，能诱生细胞因子（干扰素、白介素-2）。当归还有抗辐射作用，改善化疗所致的白细胞减少症。因此，当归不仅可以直接抗癌，而且还可以通过提高免疫功能间接达到抗癌抑癌目的。近代临床上本品被广泛应用于各种肿瘤，尤多用于妇科肿瘤如子宫肌瘤、宫颈癌、卵巢癌、乳腺癌及肝癌、白血病、恶性淋巴瘤等。

红花也有抗癌作用，可用于肝癌、乳腺癌、食管癌、鼻咽癌、直肠癌、宫颈癌及骨癌等恶性肿瘤。现代研究证明，本品主要含红花黄素、红花苷、木樨草素、红花油等，其抗癌有效成分是红花苷。药理研究表明，本品有良好的抗肿瘤作用，体外试验表明本品对多种肿瘤如肉瘤（S180）、皮肤癌、宫颈癌（U14）、淋巴肉瘤 1 号腹水型（L1）、艾氏腹水癌（EAX）、乳头状瘤等肿瘤细胞有显著抑制作用，抑制率可达 90%以上。

临床应用研究证实，本品对食管癌、胃癌、肝癌、宫颈癌、皮肤癌、骨肉瘤等多种恶性肿瘤有较好的治疗效果。

半夏燥湿化痰、散结消肿，也可抗癌，可用于鼻咽癌、食管癌、贲门癌、乳腺癌、恶性淋巴肉瘤、胃癌、宫颈癌、肺癌、甲状腺癌、脑部肿瘤等。药理研究表明，本品有较好的抗癌效用，对多种试验性肿瘤如宫颈癌（U14）、肉瘤、肝癌实体型等均有不同程度的抑制作用。本品所含的有效成分谷甾醇对宫颈癌的作用尤为明显。试验显示，本品能明显促使癌细胞逐渐脱落而使瘤体缩小或消失，并有减少或停止渗血作用，局部清洁作用明显。本品对鼻咽癌、肺癌、食管癌、贲门癌、宫颈癌等恶性肿瘤的近期治愈率和显效率可达60%~70%。

丹参也有抗癌作用，可用于肝癌、食管癌、胃癌、脑肿瘤、鼻咽癌骨转移、白血病、淋巴肉瘤等。药理研究表明，从丹参中提取的抗癌有效成分丹参甲素，对小鼠 Lewis 肺癌、黑色素瘤和肉瘤（S180）的生长有抑制作用，抑制率为35.8~76.7%，并可使白血病（P388）小鼠的生存时间明显延长。而且丹参对环磷酰胺和喜树碱的抗癌活性有协同及增效作用，丹参煎剂能延长艾氏腹水癌小鼠的存活时间。此外，丹参的扩张冠状动脉、增强冠脉血流量，改善心肌缺血、抗凝血、抗炎、抗过敏、提高机体免疫功能，护肝、促进肝细胞再生，抗胃溃疡，镇痛等多种作用，都可提高机体的抗癌能力。临床研究证实，应用复方丹参制剂治疗肝癌、脑肿瘤、鼻咽癌骨转移等均取得较好的疗效。

白术也有抗癌作用，可用于消化道（胃、肝、肠等）肿瘤的预防与治疗，以及多种恶性肿瘤手术或放、化疗后体虚患者的辅助治疗。药理研究表明，其所含的有效成分白术挥发油对小鼠肉瘤（S180）、艾氏腹水癌及淋巴肉瘤腹水型有较强的抑制作用。据有关研究报道，对358种植物药、中药单方和复方进行筛选，结果发现白术挥发油对小鼠肉瘤（S180）的抑制作用最强，抑制率为31%~49%。研究揭示，白术的抗癌机制与其能降低肿瘤细胞的增殖率，减低治疗组织的侵袭性，提高机体抗肿瘤反应能力及对瘤细胞的细胞毒作用等有关。此外，本品还有明显的强壮作用和提高机体免疫功能及抗溃疡、利尿、抗菌作用。

全方所用，对恶性肿瘤患者有明显的疗效，特别是肝、胆、胰、胃、肠恶性肿瘤所表现的疼痛、腹胀、腹水、黄疸、食欲不振、乏力等症状。本方有疏肝理气、活血化瘀、清热解毒、利湿化痰、散结止痛之功能，并配有补气养血、开胃进食之品，扶助人体正气，使行气逐瘀而不伤正，瘀滞通，正气充，症状得以缓解。本方能有效延缓病情的发展，减轻患者的痛苦，提高患者的生活质量。

恶性肿瘤是临床常见病、多发病、难治病，任何单一手段的局部治疗均难以彻底治愈。中医药治疗恶性肿瘤以扶正祛邪为指导思想，中西医结合治疗可取长补短，充分发挥各种治疗方法在恶性肿瘤各阶段中的作用，可起到提高疗效、减轻毒副作用、改善症状、提高生活质量、延长生存期的作用。特别是胸腹部恶性肿瘤或胸腹部转移瘤，在病程的不同阶段均可出现肝胆瘀血证的临床表现，临床应用肝胆逐瘀汤治疗疗效显著。

第二十八节　耳鸣、耳聋

医案

李某，男性，42岁，干部，2007年5月9日初诊。患者左耳听力减退伴耳鸣1个月，于1个月前因连续数天加夜班工作劳累后先觉头晕、耳鸣、疲惫，后突感左耳闭塞，听力骤减，耳鸣如蝉。经耳鼻喉科检查，诊断为突发性耳聋。曾静脉点滴前列地尔、舒血宁、ATP、辅酶A注射液，口服维生素B_1、B_{12}等药物治疗，耳鸣、耳聋未见明显好转，并自觉乏力，食欲不振。舌质淡红，苔薄白，脉弦细。肝胆瘀血证压痛点：1++。

处方：桃仁10g，红花10g，川芎10g，当归10g，三棱5g，莪术5g，郁金10g，延胡索15g，丹参15g，赤芍15g，白芍15g，香附10g，青皮10g，陈皮10g，川楝子10g，枳壳10g，乌药10g，木香10g，牡丹皮10g，黄芪30g，白术15g，鸡内金10g，金钱草30g，柴胡10g，法半夏10g，茯苓15g，葛根30g。每日1剂，水煎服。

7天后耳鸣大减，听力好转，效不更方，前方再服14剂，头晕耳鸣消失，听力已近正常。原方再服10剂以巩固疗效，一年后随访双耳听力正常，耳鸣未发。

按：耳鸣是指患者自觉耳内鸣响，如闻蝉声，或如潮声。耳聋是指不同程度的听力减退，甚至丧失听力。耳鸣可伴有耳聋，耳聋也可由耳鸣发展而来。两者临床表现和伴发症状虽有不同，但在病机和治法上有许多相同或相似之处，故合并论述。耳鸣、耳聋之症早在《黄帝内经》就有论述，如《素问·六元正纪大论》曰："凡此厥阴司天之政……三之气，天正布，风乃时举，民病泣出耳鸣掉眩。"《素问·至真要大论》说："厥阴之胜，耳鸣头眩，愦愦欲吐，胃膈如寒，大风数举，倮虫不滋，胠胁气并，化而为热，小便黄赤，胃脘当心而痛，上支两胁，肠鸣飧泄，少腹痛，注下赤白，甚则呕吐，膈咽不通""厥阴司天，客胜则耳聋掉眩""少阴司天，客胜则鼽嚏颈项强，肩背瞀热，头痛少气，发热耳聋目瞑，甚则胕肿血溢，疮疡咳嗽。"《灵枢·经脉》曰："三焦手少阳之脉……其支者，从耳后入耳中，出走而前，过客主人前，交颊，至目锐眦。是动则病耳聋，浑浑焞焞，嗌肿喉痹。"《灵枢·口问》说："故上气不足，脑为之不满，耳为之苦鸣，头为之苦倾，目为之眩。"《灵枢·决气》说："精脱者耳鸣。"《灵枢·海论》说："髓海不足，则脑转耳鸣。"《素问·气交变大论》曰："岁火太过，炎暑流行，肺金受邪，民病疟，少气咳喘，血溢血泄注下，嗌燥耳聋，中热肩背热""岁金太过，燥气流行，肝木受邪。民病两胁下少腹痛，目赤痛眦疡，耳无所闻。"《素问·厥论》说："少阳之厥，则暴聋颊肿而热，胁痛。"张景岳在《景岳全书》中则以"闭"字立论，把耳聋分为火闭、气闭、邪闭、窍闭、虚闭五种，并指出有虚实之分。清代王清任在《医林改错·通窍活血汤所治之症目》中说："耳孔内小管通脑，管外有瘀血，靠挤管闭，故耳聋。晚服此方（通窍活血汤），早服通气散，一日两付，三二十年耳聋可愈。"进一步丰富了耳鸣、耳聋辨证论治的内容。

笔者认为气滞血瘀为突发性耳聋的主要病机，本例患者有肝胆瘀血的存在，所以用肝胆逐瘀汤加减治疗，收到良好的治疗效果。方中重用黄芪，有补气升清作用，半夏化痰降浊，一升一降，清升浊降可使耳脉畅通，加入葛根有改善耳部血液循环的作用。本方有抗凝、促纤溶、降低血黏稠度、改善内耳血液循环的作用，使血液的黏聚性降低，减轻自由基对内耳的损伤，促进受损毛细血管和耳蜗神经细胞的营养代谢及神经的修复再生，从而达到治疗目的。

第二十九节　痤　　疮

医案

张某，男性，25岁，大学生，2005年2月10日初诊。患者自述面部痤疮已2年余，经多家医院多种内外治法治疗，病情无明显好转，近2个月痤疮明显增多。

刻诊：面部皮损呈红色丘疹、黑头粉刺。部分丘疹红肿化脓形成脓疱。伴有心情烦躁，夜寐不安。舌质红，苔薄白，脉弦细。肝胆血瘀证压痛点：1+。证属肝胆血瘀，肝胆郁热。

治宜疏肝理气，活血化瘀，清热解毒。用肝胆逐瘀汤加减治疗。

处方：金银花30g，皂角刺15g，黄芩20g，丹参30g，桃仁10g，红花10g，川芎10g，当归10g，三棱5g，莪术5g，郁金10g，延胡索15g，法半夏10g，赤芍15g，白芍15g，香附10g，青皮10g，陈皮10g，川楝子10g，枳壳10g，乌药10g，木香10g，牡丹皮10g，黄芪10g，白术10g，鸡内金10g，金钱草30g。7剂，每日1水煎服，忌食辛辣油腻食物。

上方连服7剂，皮疹明显消退。连续服用28剂，皮疹痊愈。7月放暑假来诉，病情稳定，未复发。

按：痤疮俗称“青春痘”“粉刺”，是临床常见病、多发病。西医学认为，痤疮是一种毛囊皮脂腺的慢性炎症，因皮脂腺管与毛孔堵塞，皮脂外流不畅所致。中医学认为，面、鼻及胸背部属肺，本病常由肺经风热阻于肌肤所致；或因过食肥甘、油腻、辛辣食物，脾胃蕴热，湿热内生，熏蒸于面而成；或因青春之体，血气方刚，阳热上升，与风寒相搏，郁阻肌肤所致。《皮肤病中医诊疗学》中将其分为肺胃蕴热、气血郁滞、痰瘀结聚三种类型。

1993年，笔者曾治愈1例全身躯干部痤疮样丘疹患者，患者男性，50岁。因胸闷憋气而就诊，检查时发现患者胸腹部及腰背部满布暗红色丘疹，丘疹均匀分布，形态一致，不化脓、不融合，略高出皮肤，无明显自觉症状，已发病20多年，是20多年前在生产队干活时出汗后下水而引起的，未经过治疗，因无明显症状，对健康影响不大，一直不太在意，也不要求治疗。舌质淡红有瘀点，苔白厚，脉弦。肝胆瘀血证压痛点：1++。证属肝胆瘀血，以肝胆逐瘀汤治疗。患者连续服药25剂，胸闷憋气等症状明显好转，全身皮疹也随之消退，留有轻度黑色素沉着。受此病例启发，此后笔者在临床上用肝胆逐瘀汤加减治疗痤疮也屡获良效。

笔者认为，痤疮的发生与肝有密切关系，肝主疏泄而藏血，体阴而用阳，体用协调，则郁火不生。青春期痤疮多因素体肝经有热，或素性急躁，情志不畅，加之嗜食辛辣肥甘之品，肝体失于柔和，以致肝郁血瘀，气郁化热化火，与瘀血阻滞于肌肤而生痤疮。方中加金银花、黄芩清热泻火解毒，皂角刺消肿排脓。全方有疏肝理气、活血化瘀、清热凉血、泻火解毒、化痰散结、消肿排脓之功，切中痤疮病机，所以临床用于治疗痤疮，疗效显著。

第三十节 黄褐斑

医案

郝某，女性，36岁，农民，2005年3月11日初诊。患者面部起黄褐斑2年。经多家医院西药治疗无明显疗效而求治于中医。

刻诊：面颊鼻翼部可见黄褐斑，月经延后，色黑量少，经期第1、2天下腹痛，食欲不振，舌质淡红，边尖有瘀点，苔薄白，脉细弱。肝胆瘀血证压痛点：1++。证属肝胆瘀血、冲任失调，颜面脉络瘀阻。治宜疏肝理气，活血化瘀，调经止痛。用肝胆逐瘀汤加减治疗。

处方：三七参 6g（冲服），桃仁 10g，红花 10g，川芎 10g，当归 15g，三棱 5g，莪术 5g，郁金 10g，延胡索 15g，丹参 15g，赤芍 15g，白芍 15g，香附 10g，青皮 10g，陈皮 10g，川楝子 10g，枳壳 10g，乌药 10g，木香 10g，牡丹皮 10g，黄芪 10g，白术 10g，鸡内金 10g，金钱草 30g。每日 1 剂，水煎服。

连服 10 剂，黄褐斑色变淡，共服 30 剂，黄褐斑消失，食欲佳，月经正常。随访 1 年未复发。

按：黄褐斑是一种常见的面部色素沉着性皮肤病，主要表现为局限于两颊和前额部位的黄褐色素沉着斑，多见于中青年女性，男子亦可罹患。有的患者妊娠期发病，故又称为“妊娠斑”；有的黄褐斑形态很像展翅的蝴蝶，故又称“蝴蝶斑”。中医学对黄褐斑还有“黧黑斑”“肝斑”“面尘”等称谓。本病常见于妇女，从青春期到绝经期均可发生，特别多开始于妊娠期第 2~5 个月，一般于分娩后来月经时即渐消失，但也有持续数年不退者。在一些慢性疾病，特别是女性生殖器疾病，或月经不调、痛经、子宫附件炎、不孕症、肝脏病、慢性乙醇中毒、甲亢、结核病、内脏肿瘤等患者中也常发生，推测与卵巢、垂体、甲状腺等内分泌因素有关。色素斑限于面部曝光部位，常在夏季日晒后诱发或加重，说明与日光照射有一定关系。长期应用某些药物如氯丙嗪、苯妥英钠等也可诱发本病。

临床所见本病大多病因不明，损害为淡褐到淡黑色的色素斑，往往不被患者注意而渐渐发生。色素斑最初即可为多发性，倾向于融合形成大小不一、不规则的斑片，对称分布于曝光露出的面部，以颧部、前额、两颊最突出，有时呈蝶翼状，偶见于颏和上唇部，边缘清楚或呈弥漫性，局部无炎症及鳞屑，也无自觉症状，色素随季节、日晒、内分泌变化等因素可稍有变化，但往往经久不褪，一部分于分娩后或停药后可缓慢消褪。

中医学认为，本病与情志不畅、肝气郁结、气滞血瘀有关，故又称为“肝斑”。黄褐斑在中医学中多从肝郁、脾虚、肾虚论治。《医宗金鉴·外科心法要诀》说：“原于忧思抑郁，血弱不华，火燥结滞而生于面上，妇女多有之。”笔者在临床观察发现黄褐斑以气滞血瘀型最为多见，并多兼有肝胆瘀血证。方中用三七参以增强活血化瘀之力，是治疗黄褐斑的良药；当归用至15g，以增强养血活血、调理冲任之力。临床上肝胆瘀血证型的黄褐斑十分常见，应用肝胆逐瘀汤加减治疗效果良好。

第三十一节　黑变病

医案

惠某，男性，14岁，学生，2004年2月29日初诊。患者面色发黑1年，下唇肿痛1个月。患者1年前无明显诱因皮肤逐渐变黑，食欲不振，剧烈运动时腹痛（如上体育课、跑步、跳跃等）。1个月前出现下唇肿胀、疼痛、有小脓疱、脱屑。

经西医治疗无效而求治于中医。

刻诊：患者面部、前额、双颊、耳后、颈侧皮肤均变黑，似黑人面容，下唇肿胀，有小脓疱，脱屑。舌淡红，苔白厚腻，脉细弱。肝胆瘀血证压痛点：1++。诊断：黑变病、唇炎。证属肝胆瘀血，脾胃积热。治宜疏肝理气，活血化瘀，消食清热。

处方：桃仁 10g，红花 10g，川芎 10g，当归 10g，三棱 5g，莪术 5g，郁金 10g，延胡索 15g，丹参 15g，赤芍 15g，白芍 15g，香附 10g，青皮 10g，陈皮 10g，川楝子 10g，枳壳 10g，乌药 10g，木香 10g，牡丹皮 10g，黄芪 10g，白术 10g，鸡内金 10g，金钱草 30g，柴胡 10g，厚朴 10g，黄连 10g，槟榔 10g。

服上方 6 剂，诸症稍好转。继服上方 5 剂，面色明显变白，下唇肿胀明显减轻，无脓疱和脱屑。运动时腹部已不痛，食欲好转，与治疗前判若两人。舌苔薄白，舌质淡红。肝胆瘀血证压痛点：(-)。继服上方 5 剂以巩固疗效。

按：黑变病患者多为女性，不少患者在月经期间色素有变化，因此与性腺、垂体、肾上腺皮质、甲状腺等内分泌功能有关，此外，患者常有使用粗制化妆品史。现代医学研究认为，本病与多种致病因素有关，化妆品中某些香料、防腐剂和表面活性剂等均可致光敏性皮炎，导致皮肤黑素代谢的紊乱致色素沉着。或是由于食物不合适及维生素的缺乏而使体内产生某些毒性物质，从而使皮肤对于光线及机械性刺激发生敏感而导致本病。本病主要累及面部，常起始于颧颞部，然后波及前额、颊、耳前，甚至耳后、颈侧，愈近面部中央愈少，口周与下颏常不受侵，黏膜不累及，但可偶见于上胸部和臀部。基本损害为网状排列的色素沉着斑，灰紫色到紫褐色，与正常皮肤境界不明显。

中医学认为，黑变病是由于肝肾阴亏，水不制火，加上思虑抑郁，血弱不能外华于肤，以致火燥结成黑斑，色枯不泽，遂在颜面出现黧黑斑变。《外科大成》说："黧斑多生于女子之面，由血弱不华，火燥结成，疑事不决所致，宜服肾气丸以滋化源；洗玉容散。兼戒忧思方可。"《普济方》说："痰饮积于脏腑，风邪入于腠理，使气血不和，或涩或浊，不能荣于皮肤，故变生黑皯。若皮肤受风邪，外治则瘥；若脏腑有痰饮，内疗则愈也。"笔者认为，气滞血瘀为黑变病的主要致病因素，本例患者兼有脾胃湿热（唇炎，苔白厚腻）。方中柴胡、香附、青皮、川楝子疏肝理气止痛；枳壳、陈皮、乌药、木香、厚朴、槟榔、麦芽、鸡内金理气、化湿、和胃；黄芪、白术、茯苓补气健脾。唇炎提示脾胃积热，金钱草，黄连清热利湿；赤芍、牡丹皮凉血活血；丹参、桃仁、红花、川芎、延胡索活血化瘀止痛；当归、白芍养血柔肝；三棱、莪术、郁金理气活血。笔者认为本病与气滞血瘀有关，可见于肝胆瘀血证患者，应用肝胆逐瘀汤治疗有良效。

第三十二节 唇 炎

医案

张某，女性，14岁，学生，2008年9月10日初诊。患者口唇干裂、疼痛10月余。从2007年12月开始口唇干裂肿痛，时轻时重，虽经中西医多方治疗一直未愈，平时食欲不振，挑食，饮食不规律，有时胃脘疼痛。

刻诊：患者口唇干裂，以上唇为甚，上唇有一较深裂口，出血疼痛，有少量脱屑，体较瘦，食欲不振，胃脘胀满，舌质淡红，苔白厚，脉弦细。肝胆瘀血证压痛点：1++。诊断：唇炎。证属脾胃积热，肝胆瘀血。治宜清泻脾胃积热，疏肝理气，活血化瘀。

处方：黄连10g，桃仁10g，红花10g，川芎10g，当归10g，三棱5g，莪术5g，郁金10g，延胡索15g，丹参15g，赤芍15g，白芍15g，香附10g，青皮10g，陈皮10g，川楝子10g，枳壳10g，乌药10g，木香10g，牡丹皮10g，黄芪10g，白术10g，鸡内金10g，金钱草30g，柴胡10g，厚朴10g，麦芽10g，茯苓15g，槟榔10g。忌食辛辣食物。

服药7剂，食欲好转，胃脘痛消失，唇炎明显减轻。继服原方7剂，诸症消失，唇炎愈，再服原方5剂以巩固疗效。

按：唇炎临床多见于儿童，多由饮食不节所致，如挑食、饮食不规律、饥饱无度等引起，临床多见脾虚胃热、肝胆瘀血证型。方中黄连、赤芍、牡丹皮清胃热；当归、白芍养血柔肝；丹参、桃仁、红花、延胡索、郁金、川芎活血化瘀；乌药、枳壳、厚朴、青皮、陈皮、木香、柴胡、香附疏肝理气；三棱、莪术理气化瘀；黄芪、白术、茯苓补气健脾；鸡内金、麦芽、槟榔健胃消食；金钱草清利肝胆湿热。

唇炎在中医学中称“唇风”（《外科正宗》）、“唇胗”，又名“唇疮”（《灵枢·经脉》）、“唇裂”，唇裂又名唇干裂（《石室秘录》），别名还有舐唇风、唇湿、驴嘴风、唇润等。《诸病源候论·紧唇候》说：“脾与胃合。胃为足阳明，其经脉起鼻，环于唇，其支脉入络于脾。脾胃有热，气发于唇，则唇生疮。而重被风邪寒湿之气搏于疮，则微肿湿烂，或冷或热，乍瘥乍发，积月累年，谓之紧唇，亦名沈唇。”《诸病源候论·唇疮候》说：“脾与胃合。足阳明之经，胃之脉也，其经起于鼻，环于唇，其支入络于脾。脾胃有热，气发于唇，则唇生疮。”详细阐述了唇炎的病因病机。西医学根据不同的病因和临床表现将唇炎分为接触性唇炎、剥脱性唇炎、光化性唇炎、腺性唇炎、肉芽肿性唇炎等。笔者认为，唇炎的发生与脾胃积热和肝胆瘀血有关，临床应用肝胆逐瘀汤加减治疗，疗效很好。

第三十三节 目 劄

医案

周某，男性，10 岁，学生，2007 年 10 月 20 日初诊。患者双眼频频眨动 3 个月余，无充血、干涩、痛痒等症状，视力如常，眼科检查未见异常。胃纳欠佳，面色少华，舌质淡红，苔薄白，脉虚。肝胆瘀血证压痛点：1++。诊断：目劄。证属肝胆瘀血，脾胃虚弱。治宜疏肝理气，活血化瘀，健脾养胃。方用加味肝胆逐瘀汤。

处方：桃仁 10g，红花 10g，川芎 10g，当归 10g，三棱 5g，莪术 5g，郁金 10g，延胡索 15g，丹参 15g，赤芍 15g，白芍 15g，香附 10g，青皮 10g，陈皮 10g，川楝子 10g，枳壳 10g，乌药 10g，木香 10g，牡丹皮 10g，黄芪 30g，白术 15g，鸡内金 10g，金钱草 30g，柴胡 10g，蝉蜕 20g，茯苓 15g。7 剂，每剂 2 煎，分三次服，每日服 2 次。

服药 7 剂，诸症悉减，继服 7 剂，痊愈，随访 1 年未复发。

按：目劄是指眼睑频频眨动，不能自主的病症。本病载于明代傅仁宇所撰的《眼科大全》。中医学认为，本病由饮食不节、脾胃损伤，脾虚肝旺，或肺阴虚，虚火上炎而发。笔者临床遇到的目劄患者多为肝胆瘀血型，应用肝胆逐瘀汤治疗，疗效满意。

目劄，临床上多见于小儿。中医学认为，眼与五脏六腑关系密切。《灵枢·大惑论》说："五脏六腑之精气，皆上注于目而为之精。"眼之所以能视万物、辨五色，必须依赖于五脏六腑精气上行灌输，眼是依靠五脏六腑精气的充养而发挥正常的视觉功能的。《素问·金匮真言论》说："人卧血归于肝，肝受血而能视。"《灵枢·脉度》说："肝气通于目，肝和则目能辨五色矣。"说明肝与眼的关系尤为密切。肝为藏血之脏，开窍于目，其精气上通于眼，肝血畅旺，肝气条达，则目得所养而行视物辨色之功能，若肝气不舒、肝血瘀阻或肝血不足，目失所养，或肝风内动，均能影响眼的正常功能，引起多种眼病。中医学的"五轮学说"认为眼睑属"肉轮"，包括上下睑皮肤、肌肉、睑板和睑结膜，为眼睛的最外部分，司眼之开合。眼睑在脏腑属脾，脾主肌肉，故称肉轮。脾与胃相表里，故肉轮疾病常与脾胃有关。

笔者认为，目劄的发生，与肝胆瘀血，脾胃虚弱，肝风内动有关。本方用柴胡、香附、青皮、陈皮、川楝子、枳壳、乌药、木香疏肝理气；桃仁、红花、川芎、三棱、莪术、郁金、延胡索、丹参、赤芍活血化瘀；赤芍、白芍、当归、牡丹皮凉血养血、柔肝息风，蝉蜕为息风止痉之要药；黄芪、白术、茯苓、鸡内金补气健脾、养胃消食；金钱草清热利湿。全方用于目劄可收到良好的治疗效果。

肝胆逐瘀汤加味对于慢性结膜炎，尤其是属肝胆血瘀证者，也有很好的疗效。

第三十四节　倒　经

医案

闫某，女性，25 岁，未婚，教师，2006 年 8 月 14 日初诊。患者行经期间鼻衄已 5 年，14 岁月经初潮。平时月经提前 2 天，量较少，5 年前发生行经鼻衄，每遇情志波动则衄血量增多，经前烦躁易怒，经血量少，色黑有块，甚则似有似无。

刻诊：患者体健，面赤、头晕，腰痛、腹痛。末次月经 2006 年 8 月 2 日。舌尖红，苔薄白，脉弦滑。肝胆瘀血证压痛点：1++。诊断：倒经。证属肝胆瘀血，肝郁血热，经血上逆。治宜疏肝解郁，活血化瘀，清热凉血，引血下行。

处方：生地黄 30g，牛膝 15g，桃仁 10g，红花 10g，川芎 10g，当归 10g，三棱 5g，莪术 5g，郁金 10g，延胡索 15g，丹参 15g，赤芍 15g，白芍 15g，香附 10g，青皮 10g，陈皮 10g，川楝子 10g，枳壳 10g，乌药 10g，木香 10g，牡丹皮 10g，黄芪 10g，白术 10g，鸡内金 10g，金钱草 30g，柴胡 10g。

上方连续服药 14 剂，月经来潮，月经正常，未见倒经，腰腹疼痛。嘱其下次月经前再服 7 剂以巩固疗效，随访 1 年无复发。

按：倒经是指月经前 1~2 天或月经期吐血、衄血等症状，又称“逆经”或“经前吐衄”，西医学称为代偿性月经。有学者认为本病是脏器上皮分化异常，受卵巢激素影响所致，也有实验认为鼻黏膜与女性生殖器有生理关系，更易受雌激素影响，故倒经多见于鼻出血。中医学认为，倒经多由肝经郁热，迫血妄行，或燥伤肺经，血溢离经，或阴虚血热，伤及血络，以致血热气逆，血随气行，气逆则血逆上溢。当月经来潮时或行经前，可因冲气较盛，血海满盈，血为热迫，随冲气上逆而逆行经。肝胆瘀血证患者，因肝郁气滞，肝胆瘀血，肝气与冲气上逆，迫血上行；或因肝胆瘀血，血不归经，上逆而为倒经。方中用赤芍、牡丹皮、生地黄清热凉血止衄；柴胡、香附、青皮、陈皮、川楝子、枳壳、乌药、木香疏肝行气开郁；桃仁、红花、川芎、当归、三棱、莪术、郁金、延胡索、丹参、赤芍活血化瘀、通畅经脉，使血随常道而行；当归、白芍养血柔肝调经；牛膝引血下行；黄芪、白术、茯苓补气健脾，增强脾对血液的统摄作用；鸡内金健胃消食，以防肝气之克伤；金钱草清热利湿。全方不但可治愈倒经，还可使人体气血功能恢复正常。

西医学称为“代偿性月经”。倒经发生在鼻黏膜最多，重者可出现只有倒经而没有正常的月经流出，或者代偿性月经出血量多，子宫出血量少。西医学研究证实，在鼻腔鼻中隔的前下方，分布着丰富的毛细血管网，这些小血管既浅又脆弱，极易发生出血。鼻黏膜上皮细胞某些特定部位对卵巢雌激素水平的变化十分敏感，在雌激素作用下，可使鼻黏膜发生充血、肿胀，甚至像子宫内膜一样，随着雌激素水平的骤然下降而发生周期性出血，而形成倒经。还有的倒经是由子宫内膜异位症引起，由于子宫内膜移位到鼻腔、上呼吸道或上消化道，当月经来潮时就表现为移位的子宫内膜和原位的子宫内膜同时接受雌激素的调节，发生周期性的增生而脱落，在脱落时即可发生痰中带血、咯血、吐血、衄血等倒经。这些妇女除倒经外，往往还同时伴有痛经、月经紊乱和不孕症。

笔者认为，倒经多由肝郁气滞，郁而化火，气逆火炎所致，或阴虚内热，灼伤血分；或瘀血内阻，血不循经。治疗以养阴清热、调气降逆、活血祛瘀、引血下行为主。笔者在临床观察发现，倒经属肝胆瘀血证者，应用肝胆逐瘀汤加减治疗效果好。

第三十五节　胆石症

医案

武某，女性，46 岁，农民，2005 年 1 月 1 日初诊。患者上腹疼痛反复发作 1 年余，曾经多家医院以慢性胆囊炎、胃炎进行治疗，疼痛时轻时重，一直未愈。一周前因饮食不慎诱发。西医应用抗菌消炎及解痉止痛药物治疗 5 天，疗效不显而来求治于中医。

刻诊：上腹绞痛，阵发性加剧，痛连右胁及右肩背，伴有恶心、口渴、不欲食，舌质红，苔黄厚腻，脉弦。肝胆瘀血证压痛点：1+++。B 超显示胆囊壁增厚、粗糙，胆囊内可见数粒胆囊结石，最大者 0.5cm×0.5cm。诊断：胆囊结石，胆囊炎。证属肝胆湿热，肝胆瘀血。治宜疏肝理气、活血化瘀、利胆排石。用肝胆逐瘀汤加减治疗。

处方：茵陈 30g，桃仁 10g，红花 10g，川芎 10g，当归 10g，三棱 5g，莪术 5g，郁金 10g，延胡索 15g，丹参 15g，赤芍 15g，白芍 15g，牡丹皮 10g，香附 10g，青皮 10g，陈皮 10g，川楝子 10g，枳壳 10g，乌药 10g，木香 10g，黄芪 10g，白术 10g，鸡内金 10g，金钱草 30g，柴胡 10g。5 剂，每日 1 剂，水煎服。

2005 年 1 月 6 日二诊诉，服药 3 剂后疼痛大减，5 剂服完后上腹及胁背疼痛消失。食欲增，舌质淡红，苔黄稍厚，脉弦。肝胆瘀血证压痛点：1+。B 超检查示胆囊壁增厚，粗糙；未见结石影。按初诊原方继服 14 剂以巩固疗效。随访 2 年胆结石及胆囊炎未复发。

按：胆石症患者 60%～80%为无症状患者，一旦发生绞痛，则以后再发的可能性就明显增加。有症状的胆结石患者会出现进一步的症状和并发症，如胆囊炎、胆管炎、胰腺炎等，最严重的并发症是胆囊坏疽和穿孔。笔者临床应用肝胆瘀血辨证法，使用肝胆逐瘀汤治疗胆石症，疗效显著。部分小于 0.7cm 的胆囊或胆总管结石可排出，并能治愈胆结石引起的胆囊炎、胰腺炎、胆管炎等并发症，疗效优于其他常用非手术疗法。方中柴胡、香附、青皮、川楝子入肝经，疏肝理气，调畅气机；枳壳、陈皮、木香、乌药调理中焦气机，行气消痞；桃仁、红花、川芎、当归、郁金、延胡索、丹参活血化瘀止痛；三棱、莪术、郁金入肝经行气活血；当归、白芍养血柔肝；白芍缓急止痛，可解除胆道痉挛；赤芍、牡丹皮清热凉血、活血化瘀；金钱草、茵陈、鸡内金、郁金清热利胆化石排石；黄芪、白术补气健脾，以防行气药物损伤人体正气。全方有疏肝理气、活血化瘀止痛、清热利胆、排石消石作用。

胆石症属中医学"胁痛"范畴，认为肝气郁结，肝络失和，气滞湿聚，胆不疏泄，郁久化热，湿热煎熬，结成结石，阻滞胆道而发病。常见右胁下疼痛，胃脘疼痛，以及背痛、口苦、腹胀，重则可见胁痛剧烈、恶心呕吐等症状。《景岳全书·胁痛》说："胁痛之病，本属肝胆二经，以二经之脉皆循胁肋故也。"《素问·脏气法时论》说："肝病者，两胁下痛引少腹，令人善怒。"《素问·举痛论》说："寒气客于厥阴之脉，厥阴之脉者，络阴器，系于肝。寒气客于脉中，则血泣脉急，故胁肋与少腹相引痛矣。"《素问·刺热论》说："肝热病者，小便先黄，腹痛，多卧身热，热争则狂言及惊，胁满痛，手足躁，不得安卧。"《灵枢·五邪》说："邪在肝，则两胁中痛，恶血在内。"《灵枢·络脉》说："胆，足少阳之脉，是动则病口苦，善太息，心胁痛，不能转侧。"说明肝胆病可引起胁痛，并说明胁痛的发生与善怒、寒邪、肝热、恶血等有关。清代李用粹《证治汇补·胁痛》对胁痛的病因和治疗原则进行了较为系统的论述，说："因暴怒伤触，悲哀气结，饮食过度，风冷外侵，跌仆伤形……或痰积流注，或瘀血相搏，皆能为痛。至于湿热郁火，劳役房色而病者，间亦有之”“治宜伐肝泻火为要，不可骤用补气之剂，虽因于气虚者，亦宜补泻兼施。”清代沈金鳌《杂病源流犀烛 · 肝病源流》说：“由恶血停留于肝，居于胁下，以致胁肋痛益甚。”清代林珮琴《类证治裁 · 胁痛》将胁痛分为肝郁、肝瘀、痰饮、食积、肝虚诸类。笔者认为，胆石症的腹部压痛点或触痛点均在右上腹部或上腹部，其疼痛性质符合瘀血证的证候特点，本病的主要病机是气滞血瘀，用肝胆逐瘀汤治疗，效果良好。

第三十六节 胆囊炎

医案

案 1 王某，男性，37 岁，内蒙古化德县人。1984 年 3 月 31 日初诊。患者右胁及上腹胀痛 1 年余，近一周因饮食不当而加重，痛甚时伴右肩背疼痛，胸闷纳呆，口干口苦，舌质淡红，苔黄厚，脉弦细。右上腹胆囊区压痛。肝胆瘀血证压痛点：1+++。B 超检查提示胆囊炎。证属肝郁气滞，肝胆瘀血，湿热内蕴。治以疏肝理气、活血化瘀止痛、利胆清热。

处方：桃仁 10g，红花 10g，川芎 10g，当归 10g，三棱 5g，莪术 5g，郁金 10g，延胡索 10g，丹参 10g，赤芍 10g，白芍 10g，牡丹皮 10g，香附 10g，青皮 10g，陈皮 10g，川楝子 10g，枳壳 10g，乌药 10g，木香 10g，黄芪 10g，白术 10g，鸡内金 10g，金钱草 30g。3 剂，每日一剂，水煎分 2 次服。

服药 3 剂后症状消失，肝胆区无压痛，继服原方 3 剂以巩固疗效，随访 1 年无复发。

按：本例患者为慢性胆囊炎，是笔者创建肝胆逐瘀汤辨证施治的首例病例。由于患者的疼痛部位和压痛部位位于肝胆区，疼痛性质和特点又与瘀血证的疼痛特点——痛有定处、疼痛拒绝按相吻合。四诊合参，辨证为肝胆瘀血证，自拟肝胆逐瘀汤进行治疗，竟收到意想不到的效果。

案 2　赵某，女性，29 岁，1989 年 9 月 13 日初诊。患者阶段性上腹胀痛伴胁背疼痛 2 年余，1 周前因饮食不规律病情加重，疼痛明显加剧，持续时间长，缓解时间短，并伴有恶心。经某县医院 B 超检查，诊断为胆囊结石、胆囊炎。结石位于胆囊颈部，1. 0cm×1. 2cm。经住院治疗 1 周，病情未见好转并出现巩膜黄染而求余诊治。

刻诊：患者强迫体位，上腹疼痛拒按，胁背胀痛。肝胆瘀血证压痛点：1++++。巩膜黄染，舌尖红，苔黄厚，脉弦数。血常规：白细胞 16. 1×10^9/L（中性粒细胞百分比 75. 5%）。肝功能：胆红素 84μmol/L。体温：36. 9℃。诊断：胆结石、胆囊炎、黄疸。证属肝胆瘀血、肝胆湿热。治以疏肝理气，活血化瘀，清热利湿，止痛。

处方：桃仁 10g，红花 10g，川芎 10g，当归 10g，三棱 5g，莪术 5g，郁金 10g，延胡索 10g，丹参 10g，赤芍 10g，白芍 10g，牡丹皮 10g，香附 10g，青皮 10g，陈皮 10g，川楝子 10g，枳壳 10g，乌药 10g，木香 10g，黄芪 10g，白术 10g，鸡

内金10g，金钱草30g，柴胡10g，茵陈30g，车前子15g（包煎）。继服抗菌消炎药。

患者服药3剂后诸症大减，巩膜黄染减轻。肝胆瘀血证压痛点：1++。效不更方，上方继服6剂，上腹、胁背胀痛消失，黄疸消退。肝胆瘀血证压痛点：1+。

按：此例患者集胆囊炎、胆囊结石、黄疸于一身，实质均由胆囊结石引起。肝胆逐瘀汤原本为治疗胆囊炎、胆结石的专方，以疏肝理气、活血化瘀为主要治疗原则，辅以补气、养血、利胆排石、消食、止痛。方中桃仁、红花、川芎、当归、延胡索、丹参、赤芍、牡丹皮活血化瘀止痛；三棱、莪术、郁金疏肝理气、活血化瘀；当归、白芍养血柔肝；柴胡、香附、青皮、陈皮、川楝子、枳壳、乌药、木香疏肝理气止痛；黄芪、白术补气健脾；茵陈、金钱草、鸡内金、车前子利湿退黄，利胆消石、排石。

慢性胆囊炎属中医学"胁痛""胃脘痛""腹痛"等范畴。临床表现复杂多样，中医学认为，肝气郁结、血瘀停着、饮食不节、损伤脾胃、邪滞内结为主要病因。《素问·脏气法时论》云："肝病者，两胁下痛引少腹，令人善怒。"同时还指出引起胁痛的原因，《素问·举痛论》云："寒气客于厥阴之脉，厥阴之脉者，络阴器，系于肝，寒气客于脉中，则血泣脉急，故胁肋与少腹相引痛矣。"《素问·刺热论》又说："肝热病者，小便先黄，腹痛多卧身热。热争则狂言及惊，胁满痛。"《灵枢·邪气脏腑病形》曰："若有所大怒，气上而不下，积于胁下，则伤肝。”又说：“胃病者，腹䐜胀，胃脘当心而痛，上支两胁，膈咽不通，食欲不下”“胆病者，善太息，口苦，呕宿汁。”《灵枢·五邪》说：“邪在肝，则两胁中痛，中寒，恶血在内。”由此可见，《内经》就认识到胁痛的病因有外感、内伤的不同，寒、热、气滞、瘀血都可导致胁痛及胃脘痛等症状的发生。《素问·热论》还指出：“少阳主胆，其脉循胁络于耳，故胸胁痛而耳聋。”《素问·缪刺论》云：“邪客于足少阳之络，令人胁痛，不得息，咳而出汗。”《灵枢·络脉》曰：“肝足厥阴之脉……胆足少阳之脉……下颈合缺盆以下胸中，贯膈络肝属胆，循胁里……从缺盆下液，循胸过季胁……是动则病口苦，善太息，心胁痛，不能转侧，甚则面微有尘……胸胁肋髀膝外至胫绝骨外踝前及诸节皆痛。”《灵枢·胀论》说：“肝胀者，胁下满而痛引少腹”“胆胀者，胁下痛胀，口中苦，善太息。”这些记载都说明，肝胆及其经络的病变都能引起胁痛等一系列症状。李东垣《脾胃论·脾胃盛衰论》说：“肝木妄行，胸胁痛，口苦舌干，往来寒热而呕，多怒，四肢满闭，淋溲，便难，转筋，腹中急痛，此所不胜乘之也。”朱丹溪《丹溪心法·胁痛》云：“胁痛，肝火盛，木气实，有死血，有痰流注。”指出了不仅肝木疏泄太过，肝火、痰湿均可致胁痛，瘀血也是引起胁痛的重要病因。

胆囊炎分急性和慢性两种，临床上尤以肥胖、多产、40岁左右的女性发病率较高。体格检查可发现右上腹压痛，发生急性胆囊炎时可有胆囊触痛征或 Murphy 征（墨菲征）阳性，而这一部位是肝胆瘀血证第一压痛点的部位，其临床症状和体征符合中医瘀血证的证候特点。笔者认为急慢性胆囊炎的病因病机主要是肝郁气滞、肝胆瘀血，根据患者的病因病机和临床表现，创拟肝胆逐瘀汤进行治疗，收到良好的治疗效果。

第三十七节　胆囊切除术后综合征

医案

张某，女，37 岁，农民，2012 年 4 月 1 日初诊。患者 2008 年 11 月因胆囊结石于北京某医院行胆囊切除术，术后 2 个月感觉上腹部及右胁胀痛、背痛。头痛性质和手术前的胆绞痛差不多，腹部触诊：右上腹有明显压痛，肝胆瘀血证压痛点：1++。腹部 B 超探查胆囊缺如（胆囊切除术后），肝、脾、胰腺、胃均未见异常。胆总管直径 11mm。肝功能、血常规无异常。舌质淡红，苔白稍厚，脉弦细。治以疏肝理气，活血化瘀，清热利湿。用肝胆逐瘀汤加减治疗。

处方：桃仁 10g，红花 10g，川芎 10g，当归 10g，三棱 5g，莪术 5g，郁金 10g，延胡索 10g，丹参 10g，赤芍 10g，白芍 10g，牡丹皮 10g，香附 10g，青皮 10g，陈皮 10g，川楝子 10g，枳壳 10g，乌药 10g，木香 10g，黄芪 10g，白术 10g，鸡内金 10g，金钱草 30g，柴胡 10g，茵陈 30g。每日 1 剂，水煎服。

服药 7 剂，症状明显好转。服药 14 剂后，疼痛消失，肝胆瘀血证压痛点：（-）。B 超示胆总管直径 7. 8mm。继服上方

14剂以巩固疗效，随访2年未复发。

按：许多胆囊结石患者，由于胆绞痛反复发作，或胆结石并发黄疸甚至出现急性胆囊炎而行胆囊切除术。大部分患者在切除胆囊后病情得到缓解，还有一小部分患者在手术一段时间后又有上腹痛或“胆样”疼痛发作，称为胆囊切除术后综合征。近年来研究发现，胆囊切除术后胆样疼痛的发生，与奥狄括约肌功能障碍有关。1988年以来，笔者应用肝胆瘀血辨证法及肝胆逐瘀汤加减治疗胆囊切除术后综合征，取得很好的疗效。

胆囊切除术后胆样疼痛过去多认为由于“胆道痉挛”“十二指肠乳头狭窄”“胆管炎”等，称为“胆囊切除术后综合征”。近年来的研究发现，胆囊切除术后的患者，有些会发生胆管括约肌运动障碍，尤其是胆管口的括约肌——奥狄括约肌的压力升高，阻碍胆汁和胰液的流出，因此产生疼痛。这种运动障碍现名为奥狄括约肌功能障碍，常发生在胆囊切除术后3~5年，亦有数月即发者，发病者以女性为多，表现为反复发作的胆样疼痛，有些伴有血清转氨酶、胆红素、碱性磷酸酶及淀粉酶等血生化检查结果一过性升高（疼痛缓解时即可下降）。B超检查，可发现胆总管扩张，直径大于10mm。在临床上要诊断奥狄括约肌功能障碍还必须排除引起上腹疼痛的其他原因，如肿瘤、胆总管或肝内胆管结石，溃疡病、反流性食管炎，其他原因引起的胰腺炎（因奥狄括约肌功能障碍的引起胰腺炎）等。

笔者认为，奥狄括约肌功能障碍的发生，与手术损伤血脉有关。肝胆瘀血，湿热内阻是本病的病机，以疏肝理气、活血化瘀、清热利湿为治疗原则。肝胆逐瘀汤以柴胡、香附、青皮、陈皮、川楝子、枳壳、乌药、木香疏肝理气止痛；桃仁、红花、川芎、当归、延胡索、丹参、赤芍、牡丹皮活血化瘀止痛；三棱、莪术、郁金破血行气止痛；茵陈、金钱草清热利胆利湿；黄芪、白术补气健脾；当归、白芍补血柔肝；当归兼有行血之功，与诸药合用，行气活血而不伤正。本方能使大部分患者的病情得到缓解，防止并发症的发生，提高了胆囊切除术后患者的生活质量，弥补了手术切除胆囊治疗胆囊结石的不足。

第三十八节　发　　热

医案

案1　郭某，男，61岁，退休干部。患者因发热1年余于2015年9月23日住院治疗。患者1年前因“感冒”出现咳嗽、咳痰，体温高达39.5℃，曾在两家市级医院住院治疗，经过各项检查，排除支气管扩张、感染性心内膜炎，未明确发热病因。最后在市传染病医院按“隐性结核”治疗，咳嗽咳痰虽愈而发热仍如故。出院至今已6个多月，出院后患者除按“隐性结核”服药抗结核药物、高血压药治疗外未服其他药物，体温一直高于正常，以下午较高，在38.0℃左右波动。

患者与笔者是30多年的旧相识，今天下午来医院找我给他儿子治疗痤疮，提及他的病情，本不打算治疗，因为在大医院都治不好失去治疗信心。因为未用过中医治疗，笔者建议他用中药治疗，于是患者欣然入院。患者年轻时曾患支气管扩张，近年病情稳定，无反复咳嗽、咳痰、咳血等症状；9 年前做过开胸心脏手术，患者不能准确说出手术名称；患高血压 20 年，现血压控制良好。

刻诊：体温 38.4℃，呼吸 28 次/分，脉搏 96 次/分，血压 130/90mmHg。伴食欲不振，全身乏力，消瘦，出汗，口干。舌尖红，苔白厚腻微黄，脉弦细数。肝胆瘀血证压痛点：1++。诊断：发热。辨证：湿热内蕴，肝胆瘀血。治以疏肝理气、活血化瘀、清热利湿。

处方：桃仁 10g，红花 10g，川芎 10g，当归 10g，三棱 5g，莪术 5g，郁金 10g，延胡索 10g，丹参 10g，赤芍 15g，白芍 15g，牡丹皮 10g，香附 10g，青皮 10g，陈皮 10g，枳壳 10g，乌药 10g，木香 10g，黄芪 30g，白术 15g，鸡内金 10g，金钱草 30g，柴胡 10g，金银花 30g，黄芩 20g，厚朴 10g，麦芽 15g，法半夏 10g，茯苓 15g，槟榔 10g。每日 1 剂，水煎服。

服药 3 剂后体温恢复正常，诸症悉减，以后未再发热，守方服药 20 剂痊愈出院。出院后以上方去金钱草，加茵陈 30g，再 7 剂以巩固疗效。随访 1 年无复发。

案 2　郭某，男，41 岁，干部。患者因高热 14 天于 2017 年 4 月 11 日初诊。患者 14 天前开始发热，在张家口市内两家医院静脉滴注抗病毒及抗生素药物，一直未愈，化验和 X 光胸片检查无异常，体温波动在 38.0～39.0℃。因笔者曾为其 8

岁的儿子中药治愈睾丸鞘膜积液，于是患者放弃西医治疗而求治于余。

刻诊：体温38.9℃，呼吸27次/分，脉搏94次/分，血压120/78mmHg。患者面赤，神疲，食欲不振，无咳嗽、咽痛等呼吸道感染症状，舌尖红，苔白厚稍腻，脉虚数。肝胆瘀血证压痛点：1++。证属肝胆瘀血，脾胃虚弱，内有伏热。治以疏肝理气，活血化瘀，补气健脾，清热解毒。

处方：桃仁10g，红花10g，川芎10g，当归10g，三棱5g，莪术5g，郁金10g，延胡索10g，丹参10g，赤芍10g，白芍10g，牡丹皮10g，香附10g，青皮10g，陈皮10g，枳壳10g，乌药10g，木香10g，黄芪10g，白术10g，鸡内金10g，金钱草30g，柴胡10g，金银花30g，黄芩20g，连翘15g，川楝子10g，桂枝10g，厚朴10g，麦芽15g，法半夏10g，茯苓15g，槟榔10g。5剂，每日1剂，水煎服。

患者服药2剂后热退，5剂而愈。

按：中医学认为，发热可分为外感发热和内伤发热两大类。外感发热主要是外感六淫、疫毒之邪。内伤发热是指以内伤为病因，脏腑功能失调，气血阴阳失衡为基本病机，以发热为主要临床表现的病症。内伤发热一般起病较缓，病程较长，热势轻重不一，以低热为多见。

《素问·调经论》对“阴虚生内热”有较详细的记载，指劳倦过度、阴阳失调的发热。汉代张仲景《金匮要略·血痹虚劳脉证并治》以小建中汤治疗阴阳两虚的虚热症状，可谓开后世甘温除热治法的先河。宋代钱乙《小儿药证直诀》在《内经》热病学说的基础上，提出了心热用导赤散、肝热用泻青丸、脾热用泻黄散、肺热用泻白散等，并将金匮肾气丸化裁为六味地黄丸，为阴虚内热的治疗提供了重要思路。元代李东垣提出脾气虚发热，并以补中益气汤治疗，使升阳补气法即甘温除大热之法在治疗内伤发热中起了重要作用。朱丹溪对阴虚发热有较多的论述，认为阳有余而阴不足，强调泻火以保阴，反对滥用辛燥。明代张景岳《景岳全书·寒热》说："阳虚者亦能发热，此以元阳败竭，火不归原也。"用右归饮、理中汤、大补元煎、六位回阳饮等作为治疗阳虚发热的主要方剂。明代秦景明《症因脉治·内伤发热》最先明确提出"内伤发热"这一病症名称，气虚发热用气虚柴胡汤，血虚发热用血虚柴胡汤治疗。清代李用粹《证治汇补·发热》将外感发热以外的发热分为郁火发热、阳郁发热、骨蒸发热、内伤发热（主要指气虚发热）、阳虚发热、阴虚发热、血虚发热、痰证发热、伤食发热、瘀血发热、疮毒发热共 11 种，有助于对内伤发热进行深入的辨证论治研究。清代王清任《医林改错》及清代唐容川《血证论》二书对瘀血发热特点的描述，在内伤发热的辨证论治上有很大意义。

笔者在临床上应用肝胆瘀血辨证法对不明原因发热患者按肝胆瘀血证进行治疗，收到良好的疗效。这两例患者均经西医多方检查未明确诊断，静脉输液抗病毒、抗菌治疗无效，笔者按肝胆瘀血证进行治疗，收效甚速。

附　杂病论

第一节　泄泻从风论治探析

泄泻，是指排便次数增多，粪便稀薄，甚至泻出水样便而言。历代医籍虽有风邪致泻的论述（如《黄帝内经素问》《诸病源候论》），但没有具体的治疗方法和有效的治疗方剂。有的书上只谈简单的治法，对风泻的病因病机及特点，论述并不多，所用方剂疗效也不够理想。笔者在临床实践中十分重视风邪的致泻作用，对风泻辨证施治，疗效良好，并总结出有效治疗方剂。现就风邪致泻的病因病机、临床表现、治则、方药，结合历代论述总结如下。

一、中医学对泄泻的认识和治疗现状

中医学认为，泄泻是以排便次数增多，粪质稀溏或完谷不化，甚至泻出如水样为主症的病症。古将大便溏薄而势缓者称为泄，大便清稀如水而势急者称为泻，现临床一般统称为泄泻。本病首载于《素问·气交变大论》，有"骛溏""飧泄"

“注下”“溏泄”“泄注”等病名，并对其病因病机有较全面的论述。如《素问·举痛论》曰：“寒气客于小肠，小肠不得成聚，故后泻腹痛矣。”《素问·至真要大论》曰：“暴注下迫，皆属于热。”《素问·阴阳应象大论》有“湿盛则濡泄”“春伤于风，夏生飧泄”之说，并指出风、寒、湿、热皆可致泻，有长夏多发病的特点。同时指出病变部位，如《素问·宣明五气》的“大肠小肠为泄”，《素问·脏气法时论》曰：“脾病者，虚则腹满肠鸣，飧泄食不化。”《素问·脉要精微论》曰：“胃脉实则胀，虚则泄。”张仲景在《金匮要略·呕吐哕下利病脉证治》中将泄泻与痢疾统称为下利。隋代《诸病源候论》则明确将泄泻与痢疾分述之。宋代以后才统称为泄泻。陈无择在《三因极一病证方论·泄泻叙论》中提出：“喜则散，怒则激，优则聚，惊则动，脏气膈绝，精神夺散，以致溏泄。”认为不仅外邪可导致泄泻，情志失调亦可引起泄泻。《景岳全书·泄泻》说：“泄泻之病，多由水谷不分，故以利水为上策。”提出以分利之法治疗泄泻的原则。李中梓在《医宗必读·泄泻》中提出了著名的治泻九法，即淡渗、升提、清凉、疏利、甘缓、酸收、燥脾、温肾、固涩，全面系统地论述了泄泻的治法，是泄泻治疗学上的里程碑。清代医家对泄泻的论著颇多，认识日趋完善，病因强调湿邪致泻的主导性，病机重视肝、脾、肾的重要作用。《中医内科学》（周仲瑛主编，中国中医药出版社，2007）将泄泻的病因分为感受外邪、饮食所伤、情志失调、病后体虚、禀赋不足，并指出

“外感寒湿暑热之邪均可引起泄泻，其中以湿邪最为多见。湿邪易困脾土，寒邪和暑热之邪，既可侵袭皮毛肺卫，从表入里，使脾胃升降失司，亦能夹湿邪为患，直接损伤脾胃，导致运化失常，清浊不分，引起泄泻”，强调湿邪致泻的重要性，并引用《杂病源流犀烛·泄泻源流》中的“是泄虽有风、寒、热、虚之不同，要未有不源于湿者也”。

至于风邪致泻，历代医家虽有提及，但在治疗方面未形成完整的治疗法则和有效方药，并很少重视风邪在泄泻中的致病作用，笔者通过大量临床实践总结出风邪致泻的致病特点、临床表现和治疗方药。

二、风泻的病因病机及理论依据

风泻的病因病机，在《黄帝内经素问》及《诸病源候论》中有详细论述。《素问·生气通天论》曰：“春伤于风，邪气留连，乃为洞泄。”《素问·阴阳应象大论》曰：“冬伤于寒，春必病温，春伤于风，夏生飧泄，夏伤于暑，秋必痎疟，秋伤于湿，冬生咳嗽。”这是中医典籍中最早因风致泻的论述。《诸病源候论》对风泻的病因病机论述更为详细，在《诸病源候论·痢病诸候·水谷痢候》中说：“水谷痢者，由体虚腠理开，血气虚，春伤于风，邪气留连在肌肉之内，后遇脾胃大肠虚弱，而邪气乘之，故为水谷痢也。”又说：“脾与胃为表里，胃者，脾之腑也，为水谷之海；脾者胃之脏也，其候身之肌肉。而脾气主消水谷，水谷消，其精化为荣卫，中养脏腑，充实肌肤。大肠，肺之腑也，为传导之官，变化出焉。水谷之精，化为气血，行于络脉，其糟粕行于大肠也。肺与大肠为表里，而肺主气，其候身之皮毛，春阳气虽在表，而气血尚弱，其饮食居处，运动劳役，气血虚者，则为风邪所伤，客于肌肉之间，后因脾胃气虚，风邪又乘虚而进入于肠胃。其脾气弱则不能克制水谷，故糟粕不结聚，而变为痢也”“又新食竟取风，名为胃风。其状恶风、头多汗、膈下塞不通，食饮不下，腹满，形瘦腹大，失衣则䐜满，食寒则洞泄。其洞泄者，痢无度也。”《诸病源候论·痢病诸候·久水谷痢候》说：“夫久水谷痢者，由脾胃大肠虚弱，风邪乘之，则久痢，虚损不复，遂连滞涉引岁月，则为久痢也。”

《名医类案·泻》中有两例泄泻从风论治的医案。一例：“郝允治夏英公病泄，太医皆为中虚，郝曰：风客于胃则泄，殆藁本汤证也，夏骇曰：吾服金石等药无数，泄不止，其敢饮藁本乎，郝强进之，泄止。”另一例：“吕沧州治一人病下利完谷，众医咸谓洞泄寒中，日服四逆、理中等，弥剧。诊其脉，两尺寸俱弦长，右关浮于左关一倍（脾入逆肝），其目外眦如草滋（脉浮色青非风而何），盖知肝风传脾，因成飧泄，非脏寒所致，饮以小续命汤，减麻黄，加白术三五升，利止。续命非止利药，饮不终剂而利止者，以从本治故也。”

三、风泻的临床表现

风泻以大便稀溏为主要表现，或完谷不化，或粪如水样，或青绿色便（特别是小儿多见），常伴有腹胀、肠鸣、腹痛，肠鸣与腹泻符合风邪善行而数变和风性主动的致病特点。凡消化系统功能紊乱或器质性病变导致的腹泻，如急慢性肠炎、肠易激综合征、吸收不良综合征、肠道肿瘤、肠结核等，或其他脏器病变影响肠道消化吸收功能，以泄泻为主要临床表现时，均可按风泻辨证施治。

四、风泻的治疗

1. 治则：风泻主要是由于脾胃虚弱，风邪客于肠胃，以补气健脾、柔肝缓急、祛风消食为治疗原则。

2. 方药

①风泻汤：主要用于治疗成人风泻。黄芪 30g，白术 15g，白芍 30g，炙甘草 10g，升麻 10g，柴胡 10g，防风 10g，羌活 6g，蝉蜕 10g，党参 15g，茯苓 15g，焦三仙各 10g，鸡内金 10g，陈皮 10g。

②小儿风泻汤：主要用于婴幼儿风泻。蝉蜕 10g，白术 10g，防风 10g，甘草 6g，白芍 15g。水煎服，根据患儿的年龄（月龄）大小可一日一剂，或数日一剂。本方对于婴幼儿风泻，不论内风外风，均有良效。

3. 方解：方中黄芪、白术、党参、茯苓、甘草补气健脾，为治本之药，因风泻本于气虚脾虚受风，升麻、柴胡升气散风；防风、羌活疏散风寒；白芍、甘草柔肝缓急，平息内风；蝉蜕既能平息内风，又能驱散外风；陈皮理气健脾；鸡内金、焦三仙健脾化食。全方有补气健脾、柔肝缓急、祛风消食之作用。

第二节 白塞病，溃疡生肌散要用好

白塞病又称白塞综合征，是一种病因不明的，以小血管炎为病理基础的，损害呈慢性进行性发展的反复发作多系统损害疾病。1990 年，白塞综合征国际研究组织制定的白塞综合征诊断标准：必须有复发性口腔溃疡，同时伴有复发性生殖器溃疡、眼损害、皮肤损害及针刺反应 4 项中的 2 项或 2 项以上。目前，西医学对本病尚无特效治疗方法，主要为糖皮质激素、免疫抑制剂、非甾体抗炎药、纤溶药物及对症治疗等。

白塞综合征属中医学“狐惑病”范畴，笔者认为，本病患者多属本虚标实，本虚为气虚、阴虚、脾胃虚弱，标实为湿热、痰浊、瘀血。治疗以补气养阴、健脾化痰、清热利湿、活血化瘀为原则。

内服方：金银花 30g，土茯苓 30g，白术 15g，茯苓 15g，甘草 10g，陈皮 10g，厚朴 10g，苍术 10g，半夏 10g，当归 15g，川芎 10g，赤芍 15g，白芍 15g，丹参 15g，桃仁 10g，红花 10g，黄芩 15g，黄连 10g，生地黄 15g。每日 1 剂，水煎服。

外阴溃疡外用方：溃疡生肌散。白及 10g，甘草 10g，炉甘石 10g，滑石 10g，琥珀 1g，黄连 10g，冰片 0.5g，轻粉 0.5g，密陀僧 6g，硼砂 6g。上药共研细末，过 200 目筛，外用，喷洒于外阴溃疡创面上。

医案

高某，女性，26 岁，已婚，农民，内蒙古化德县人，1983 年 1 月 15 日入院初诊。患者外阴溃疡疼痛 20 余天，反复发作口腔溃疡近 8 年，至今未愈。于 20 天前无明显诱因出现外阴疼痛，随即双侧大小阴唇出现米粒大小的红色丘疹，后逐渐变大并溃烂，形成溃疡，疼痛剧烈。当地医院给予口服四环素、外涂四环素软膏治疗，病情不见好转并逐渐加重，患者于 1983 年 1 月 15 日到我院妇科就诊，收入住院治疗。入院后给予静脉点滴青霉素、地塞米松、维生素 C，溃疡面外用红霉素软膏等治疗 3 天，病情不见好转，疼痛反而加剧，疼痛难忍，烦躁不安，呻吟不止，甚则抓墙，夜不能寐，不得不外用普鲁卡因以止痛。考虑单用西药治疗难以取效而邀余会诊。

刻诊：患者发育正常，营养中等，神志清楚，表情痛苦。静脉输液穿刺处皮肤有米粒大小毛囊炎样红色丘疹，口腔黏膜及舌缘有 3 处直径 3mm 的溃疡，右侧大阴唇有一处 1.5cm×2.0cm 的溃疡，小阴唇有一处 1.0cm×1.0cm 的溃疡，左侧大阴唇亦有一处 1.0cm×0.5cm 溃疡。溃疡基底淡黄色有少量坏死组织。舌质淡红，苔白厚，脉细弱。诊断：白塞综合征。证属脾胃虚弱，肝胆湿热。治宜补气健脾、清热利湿。

处方：金银花 30g，土茯苓 30g，白术 15g，茯苓 15g，甘草 10g，陈皮 10g，厚朴 10g，苍术 10g，半夏 10g，当归 15g，川芎 10g，赤芍 15g，白芍 15g，丹参 15g，桃仁 10g，红花

10g，黄芩 15g，黄连 10g，生地黄 15g。每日 1 剂，水煎服。外用溃疡生肌散。

敷药后外阴溃疡疼痛顿减。中药内外合用 5 天后外阴溃疡和口腔溃疡全部愈合，痊愈出院。随访 20 余年，除偶有口腔溃疡复发外，外阴溃疡一直未复发。

按：白塞病外阴溃疡可见于龟头、阴道、阴唇、尿道口、阴囊、阴茎、肛周和会阴等部位，比口腔溃疡深而大，边缘不规则，疼痛剧烈，愈合慢，给患者造成极大的痛苦。笔者针对白塞病外阴溃疡的特点研制的溃疡生肌散，有清热解毒、消肿止痛、祛腐生肌之功，用于治疗白塞病外阴溃疡，止痛迅速，溃疡愈合快。白及味苦甘、性微寒，《神农本草经》谓其“主痈肿恶疮败疽，伤阴死肌。”《日华子本草》：“止惊邪，血邪，痫疾，赤眼，癥结，发背，瘰疬，肠风，痔瘘，刀剪疮仆损，温热疟疾，血痢，汤火疮，生肌止痛，风痹。”《图经本草》：“治金疮不瘥，痈疽方中多用之。”为解毒止痛、消肿生肌敛疮之要药。黄连性味苦寒，《神农本草经》：“主热气目痛，眦伤泣出，明目，肠澼腹痛，下利，妇人阴中肿痛。”现代研究证明黄连及其有效成分黄连素，对多种细菌、病毒、真菌、阿米巴原虫等病原微生物有抑制或杀灭作用，可用于防治白塞病外阴溃疡的感染。炉甘石在《本草纲目》中记载有“止血，消肿毒，生肌，明目，祛翳退赤，收湿除烂”之功，现代研究证明，炉甘石主要成分为氧化锌，有一定抗菌防腐作用，对溃疡有收敛和保护作用。滑石所含主要成分为硅酸镁，撒于创面时能形成被膜，起保护作用，同时又能吸收分泌物，促进干燥结痂，有利于溃疡愈合。琥珀在《本草拾遗》中记载："止血生肌，合金创。"外用有收敛生肌作用。密陀僧主要成分为酸化铅，能收缩黏膜及溃疡处的血管，使分泌减少，同时又与白细胞化合而成蛋白化铅，患处形成膈膜，故可免除腐烂。硼砂能消肿解毒、清热化痰，有抗菌防腐作用，外用硼砂对皮肤黏膜有收敛、保护和抑制某些细菌繁殖的作用，有利于炎症的消除和溃疡的愈合。甘草有清热解毒、缓急止痛之功能，现代研究证实，甘草有类肾上腺皮质激素、抗炎及抗变态反应作用，对溃疡面能形成薄膜有保护作用。轻粉能杀虫止痒，攻毒医疮，主治梅毒、下疳、皮肤溃疡，现代研究证实，轻粉主要含有的氯化亚汞外用有杀菌作用，能抑制或杀灭寄生虫和细菌，且对局部无刺激性。《本草正》："治瘰疬诸疮毒，去腐肉，生新肉。"冰片有散热止痛、防腐消肿作用，西医学证实冰片有抗菌消炎作用。全方合用，治疗白塞病外阴溃疡，疗效满意。

第三节　皮肤病病机新探

西医学认为，湿疹是由各种内外因素引起的瘙痒性皮肤病，在急性阶段以丘疱疹为主，在慢性阶段以表皮增厚和苔藓样变为主。除过敏体质，外在物理、化学性刺激及精神因素可能与本病的发生有关。

湿疹一般可分为急性和慢性两大类，所谓亚急性，只是一种过渡阶段而已，不必细分。急性湿疹，红肿显著，产生针头大小的丘疱疹和水疱，成群地局限于某一部位，边缘呈弥漫性。炎症继续发展时，水疱有时融合形成较大的疱，疱破后形成糜烂面，有或多或少的珠状渗液，浆液干燥后形成痂屑，如有继发感染则产生脓疱或脓液。分泌多时，可从痂缝中流出，甚至可将厚痂冲掉，部分患者由于不断搔抓，皮肤显著浸润变厚，形成或多或少的苔藓样变，可向慢性湿疹转化。

中医学认为，湿疹在内以湿、热、风三者为主（《朱仁康临床经验集》），脏腑失调，导致心火、脾湿、肝风的产生，在外为风湿二邪（《皮肤病中医诊疗学》）。在辨证论治分型上，有一型“阴虚型”（《朱仁康临床经验集》），或叫“阴虚血燥型”（《皮肤病中医诊疗学》）分别提出“滋阴除湿法”和“滋阴养血除湿止痒法”。《朱仁康临床经验集》中写道，“阴伤型由于渗水日久，伤阴耗血，血燥生风。多见于亚急性、泛发性湿疹具有下述症状者：皮肤浸润干燥脱屑，瘙痒剧烈，略见出水。舌红苔光，脉细弦滑。治宜滋阴养血，除湿止痒。以滋阴除湿汤。方用：生地黄30g，元参9g，当归9g，丹参12g，茯苓9g，泽泻9g，白鲜皮9g，蛇床子9g……”朱老先生指出：滋阴除湿之法，看来似有矛盾，一般认为滋阴可能助湿，利湿可能伤阴。本方用于渗水日久伤阴耗血之证，生地黄、元参、当归、丹参滋阴养血不致助湿，茯苓、泽泻除湿而不伤阴。用于反复不愈的湿疹及慢性阴囊湿疹，疗效较好。

《皮肤病中医诊疗学》中写道，“阴伤血燥证：病程缠绵，反复发作，皮损浸润肥厚，呈黯红或灰垢，皮肤粗糙，抓痕累累，结痂或鳞屑，或见少量渗水；伴见剧痒难以入睡，精神疲惫，咽干，口渴；舌质红少津，苔薄或无苔，脉细滑或弦细，治宜滋阴养血，除湿止痒。方选滋阴除湿汤加减。”

笔者认为，上述所有方剂虽然有效，但以滋阴除湿立法，以滋阴除湿汤命名方剂实有不妥。不是“看似有矛盾”，确实是自相矛盾。《素问·至真要大论》曰：“寒者热之，热者寒之，温者清之，清者温之，散者收之，抑者散之，燥者润之，急者缓之，坚者软之，脆者坚之，衰者补之，强者泻之，各安其气，必清必静，则病气衰去，归其所宗，此治之大体也。”寒者热之，热者寒之，燥者润之，湿者燥之或利之，才能使邪去正安，疾病康复。滋阴本能助湿，怎能用来除湿？如果这种立论成立的话，何异于浇油灭火，灌水救溺，不合乎人情物理。在此证中，湿是假象，看其临床表现，全是阴虚燥热之象。医者往往受惯性思维和传统理念的影响，见到渗液就想到了湿邪，以除湿立法论治，但全方以生地黄、元参、丹参、当归为主药，清热凉血、滋阴泻火。

中医学认为，人体内存在大量的水液，即津液，津液有滋润濡养机体和充养血脉的功能，散布于体表皮毛肌肉，输注于孔窍，滋养口、鼻、耳、目等器官；灌注于脏腑器官，能濡养脏腑，充养骨髓、脊髓、脑髓；灌注于关节，能濡养关节，使关节滑利，屈伸自如。《素问·经脉别论》：“饮入于胃，游溢精气，上输于脾，脾气散精，上归于肺，通调水道，下输膀胱，水精四布，五经并行。”津液的生成、输布和排泄及其功能的发挥，受多个脏腑相互协调配合进行调节。

西医学认为，在人体内含有大量的水分，一个成年人体内的含水量约占体重的65%左右。人体内的水，是组织细胞的主要成分之一，约占体重的50%左右，其余的水分处于血液和细胞间隙之中，还有少量存在于各器官里。

笔者认为，人体的正常水液代谢主要受肺、脾、肾三脏的调节，肺为水之上源，肾（膀胱）为水之闸，脾为水之堤。在渗出性皮肤病或疱疹性皮肤病的发病中，脾起到了主要作用，脾居中焦属土，不仅能统血，对全身的水液也有统摄作用，脾气虚弱，不能统摄水液，或脾为湿困、统摄无权，堤防不固，水液溢于皮外则为渗液或疱疹。治宜补气健脾，固摄津液或燥湿、利湿健脾，固摄津液。六淫之邪火（热）在渗出性皮肤病和疱疹性皮肤病中也有重要作用。水受热则蒸发、蒸腾，甚则沸腾外溢。津液受火热之邪逼迫，也可外溢于皮肤，形成渗出性或疱疹性皮肤病。烧伤即是很好的例证，浅Ⅱ度烧伤可引起水疱和大量的渗出液。如有的带状疱疹患者在出疹之前先有灼痛。单纯疱疹，中医学称“热气疮”“热疮”“火燎疱”等，常在发热病时发生，初起有灼热、刺痛、痒感，继而出现水疱，都是火热之邪逼津液外溢的例证。火热之邪不仅可引起血热妄行，引起出血性疾病，也可使人体的津液蒸腾外溢，形成渗出或疱疹性皮肤病。同理，阴虚内热也可引起渗出性和疱疹性皮肤病。医者往往见水就想到了“湿邪”，不知此水为人体正常津液外溢，以致立论和治则出现自相矛盾。这类患者应当用清热解毒固津，清热凉血固津，清热泻火固津，清热凉血、滋阴泻火固津等法治疗，方切合病机病理及人情物理。

编辑后记

我在读大学时，有幸跟诊于孙树旺院长身侧，耳提面命，耳濡目染，朝斯夕斯，获益良多。能为自己的老师做书，实为人生一大幸事！

孙老师虽有职务在身，但是一名合格的基层中医医生，如假包换。在县级中医院，中医药本就面对着缺医少药、收费标准混乱的局面，而百姓过度依赖西医的行为更加阻碍了中医药在基层的发展和继承。在这样艰难的情况下，孙老师自毕业后就一直在基层工作，并坚持中医药诊病，甚至在诊室免费为乡亲们针灸，除了完成每日繁忙的诊务，他还能“一手抓科研，一手抓管理”。可想而知，这本书的面世，是多么的珍贵。

本书所论述的肝胆瘀血论，相对应的肝胆瘀血辨证法是作者在临床上首创的，希望能开辟中医辨证施治的新途径，为各位读者提供另外一种辨证思路，也许另辟蹊径，能收到效如桴鼓、立起沉疴的临床效果。另外，由于更好地呈现这本书，《杂病论》做了一些删减，很是遗憾！

由此，也希望能鼓舞广大的基层中医工作者，是你们的努力，让中医药的根扎地更深；更希望鼓励更多的青年中医投入到基层工作中，你们的努力，才能让中医药叶繁枝茂，生生不息！

刘聪敏

2022 年 6 月 18 日